AF887530

My Prayer Journal

Psalms 102:18 "Let this be recorded for a generation to come, so that a people yet to be created may praise the Lord."

May my children and their future children know of God's faithfulness because of the prayers I've written during my life.

Prayer List

Something you need:

Something you want:

Someone to pray for:

Things you are grateful for:

Prayer Guide

Confess

Dear God I am sorry for….

Honor

Lord we honor you because….

Ask

Lord forgive me for….

Thank

Father I thank you for….

Prayer Guide

Adoration

Oh Lord, we adore you because….

____

____

____

____

Confession

Heavenly Father, I confess that….

____

____

____

____

Thankful

I am thankful to you because….

____

____

____

____

Supplication

Father, I need help with….

____

____

____

____

Write Out Each Scripture By Hand And Memorize

Adoration – Psalms 95:6

Confession – 1 John 1:9

Thanksgiving – 1 Corinthians 1:4

Supplication – Philippians 4:6

Date: …./…./…..

MON TUE WED THU

FRI SAT SUN

Scriptures

………………………………………………

………………………………………………

………………………………………………

………………………………………………

………………………………………………

Prayer List

1) ………………………………………………

2) ………………………………………………

3) ………………………………………………

4) ………………………………………………

5) ………………………………………………

6) ………………………………………………

7) ………………………………………………

8) ………………………………………………

9) ………………………………………………

10) ………………………………………………

Meditation

……………………………………………………

……………………………………………………

……………………………………………………

……………………………………………………

……………………………………………………

……………………………………………………

……………………………………………………

Special Prayer Requests

……………………………………………………

……………………………………………………

……………………………………………………

……………………………………………………

……………………………………………………

……………………………………………………

……………………………………………………

Date: …./…./…..

MON TUE WED THU

FRI SAT SUN

Scriptures

……………………………………………

……………………………………………

……………………………………………

……………………………………………

……………………………………………

Prayer List

1) ……………………………………………

2) ……………………………………………

3) ……………………………………………

4) ……………………………………………

5) ……………………………………………

6) ……………………………………………

7) ……………………………………………

8) ……………………………………………

9) ……………………………………………

10) ……………………………………………

Meditation

……………………………………………

……………………………………………

……………………………………………

……………………………………………

……………………………………………

……………………………………………

……………………………………………

Special Prayer Requests

……………………………………………

……………………………………………

……………………………………………

……………………………………………

……………………………………………

……………………………………………

……………………………………………

Date: …./…./…..

MON TUE WED THU
FRI SAT SUN

Scriptures

…………………………………………

…………………………………………

…………………………………………

…………………………………………

…………………………………………

Prayer List

1) ……………………………………………

2) ……………………………………………

3) ……………………………………………

4) ……………………………………………

5) ……………………………………………

6) ……………………………………………

7) ……………………………………………

8) ……………………………………………

9) ……………………………………………

10) ……………………………………………

Meditation

……………………………………………

……………………………………………

……………………………………………

……………………………………………

……………………………………………

……………………………………………

……………………………………………

Special Prayer Requests

……………………………………………

……………………………………………

……………………………………………

……………………………………………

……………………………………………

……………………………………………

……………………………………………

Date: …./…./…..

MON TUE WED THU

FRI SAT SUN

Scriptures

……………………………………………

……………………………………………

……………………………………………

……………………………………………

……………………………………………

Prayer List

1) ……………………………………………

2) ……………………………………………

3) ……………………………………………

4) ……………………………………………

5) ……………………………………………

6) ……………………………………………

7) ……………………………………………

8) ……………………………………………

9) ……………………………………………

10) ……………………………………………

Meditation

……………………………………………….

……………………………………………….

……………………………………………….

……………………………………………….

……………………………………………….

……………………………………………….

……………………………………………….

Special Prayer Requests

……………………………………………….

……………………………………………….

……………………………………………….

……………………………………………….

……………………………………………….

……………………………………………….

……………………………………………….

Date: …./…./…..

MON TUE WED THU
FRI SAT SUN

Scriptures

…………………………………………

…………………………………………

…………………………………………

…………………………………………

…………………………………………

Prayer List

1) ………………………………………

2) ………………………………………

3) ………………………………………

4) ………………………………………

5) ………………………………………

6) ………………………………………

7) ………………………………………

8) ………………………………………

9) ………………………………………

10) ………………………………………

Meditation

…………………………………………..

…………………………………………..

…………………………………………..

…………………………………………..

…………………………………………..

…………………………………………..

…………………………………………..

Special Prayer Requests

…………………………………………..

…………………………………………..

…………………………………………..

…………………………………………..

…………………………………………..

…………………………………………..

…………………………………………..

Date: …./…./…..

MON TUE WED THU

FRI SAT SUN

Scriptures

……………………………………………

……………………………………………

……………………………………………

……………………………………………

……………………………………………

Meditation

…………………………………………………

…………………………………………………

…………………………………………………

…………………………………………………

…………………………………………………

…………………………………………………

…………………………………………………

Prayer List

1) ………………………………………………

2) ………………………………………………

3) ………………………………………………

4) ………………………………………………

5) ………………………………………………

6) ………………………………………………

7) ………………………………………………

8) ………………………………………………

9) ………………………………………………

10) ………………………………………………

Special Prayer Requests

…………………………………………………

…………………………………………………

…………………………………………………

…………………………………………………

…………………………………………………

…………………………………………………

…………………………………………………

Date: …./…./…..

MON TUE WED THU
FRI SAT SUN

Scriptures

………………………………………………

………………………………………………

………………………………………………

………………………………………………

………………………………………………

Prayer List

1) ………………………………………………

2) ………………………………………………

3) ………………………………………………

4) ………………………………………………

5) ………………………………………………

6) ………………………………………………

7) ………………………………………………

8) ………………………………………………

9) ………………………………………………

10) ………………………………………………

Meditation

……………………………………………………

……………………………………………………

……………………………………………………

……………………………………………………

……………………………………………………

……………………………………………………

……………………………………………………

Special Prayer Requests

……………………………………………………

……………………………………………………

……………………………………………………

……………………………………………………

……………………………………………………

……………………………………………………

……………………………………………………

Date: …./…./…..

MON TUE WED THU
FRI SAT SUN

Scriptures

………………………………………………

………………………………………………

………………………………………………

………………………………………………

………………………………………………

Meditation

………………………………………………..

………………………………………………..

………………………………………………..

………………………………………………..

………………………………………………..

………………………………………………..

………………………………………………..

Prayer List

1) ………………………………………………

2) ………………………………………………

3) ………………………………………………

4) ………………………………………………

5) ………………………………………………

6) ………………………………………………

7) ………………………………………………

8) ………………………………………………

9) ………………………………………………

10) ………………………………………………

Special Prayer Requests

………………………………………………..

………………………………………………..

………………………………………………..

………………………………………………..

………………………………………………..

………………………………………………..

………………………………………………..

Date: …./…./…..

MON TUE WED THU
FRI SAT SUN

Scriptures

……………………………………………

……………………………………………

……………………………………………

……………………………………………

……………………………………………

Meditation

……………………………………………

……………………………………………

……………………………………………

……………………………………………

……………………………………………

……………………………………………

……………………………………………

Prayer List

1) ……………………………………………

2) ……………………………………………

3) ……………………………………………

4) ……………………………………………

5) ……………………………………………

6) ……………………………………………

7) ……………………………………………

8) ……………………………………………

9) ……………………………………………

10) ……………………………………………

Special Prayer Requests

……………………………………………

……………………………………………

……………………………………………

……………………………………………

……………………………………………

……………………………………………

……………………………………………

Date: …./…./…..

MON TUE WED THU
FRI SAT SUN

Prayer List

1) ……………………………………………

2) ……………………………………………

3) ……………………………………………

4) ……………………………………………

5) ……………………………………………

6) ……………………………………………

7) ……………………………………………

8) ……………………………………………

9) ……………………………………………

10) ……………………………………………

Scriptures

……………………………………………

……………………………………………

……………………………………………

……………………………………………

……………………………………………

Meditation

……………………………………………

……………………………………………

……………………………………………

……………………………………………

……………………………………………

……………………………………………

……………………………………………

Special Prayer Requests

……………………………………………

……………………………………………

……………………………………………

……………………………………………

……………………………………………

……………………………………………

……………………………………………

Date: …./…./…..

MON TUE WED THU
FRI SAT SUN

Scriptures

……………………………………………

……………………………………………

……………………………………………

……………………………………………

……………………………………………

Prayer List

1) ……………………………………………

2) ……………………………………………

3) ……………………………………………

4) ……………………………………………

5) ……………………………………………

6) ……………………………………………

7) ……………………………………………

8) ……………………………………………

9) ……………………………………………

10) ……………………………………………

Meditation

……………………………………………..

……………………………………………..

……………………………………………..

……………………………………………..

……………………………………………..

……………………………………………..

……………………………………………..

Special Prayer Requests

……………………………………………..

……………………………………………..

……………………………………………..

……………………………………………..

……………………………………………..

……………………………………………..

……………………………………………..

Date: …./…./…..

MON TUE WED THU
FRI SAT SUN

Scriptures

……………………………………………

……………………………………………

……………………………………………

……………………………………………

……………………………………………

Prayer List

1) ……………………………………………

2) ……………………………………………

3) ……………………………………………

4) ……………………………………………

5) ……………………………………………

6) ……………………………………………

7) ……………………………………………

8) ……………………………………………

9) ……………………………………………

10) ……………………………………………

Meditation

……………………………………………

……………………………………………

……………………………………………

……………………………………………

……………………………………………

……………………………………………

……………………………………………

Special Prayer Requests

……………………………………………

……………………………………………

……………………………………………

……………………………………………

……………………………………………

……………………………………………

……………………………………………

Date: …./…./…..

MON TUE WED THU

FRI SAT SUN

Scriptures

………………………………………………

………………………………………………

………………………………………………

………………………………………………

………………………………………………

Prayer List

1) ………………………………………………

2) ………………………………………………

3) ………………………………………………

4) ………………………………………………

5) ………………………………………………

6) ………………………………………………

7) ………………………………………………

8) ………………………………………………

9) ………………………………………………

10) ………………………………………………

Meditation

………………………………………………

………………………………………………

………………………………………………

………………………………………………

………………………………………………

………………………………………………

………………………………………………

Special Prayer Requests

………………………………………………

………………………………………………

………………………………………………

………………………………………………

………………………………………………

………………………………………………

………………………………………………

Date: …./…./…..

MON TUE WED THU
FRI SAT SUN

Scriptures

……………………………………………

……………………………………………

……………………………………………

……………………………………………

……………………………………………

Prayer List

1) ……………………………………………

2) ……………………………………………

3) ……………………………………………

4) ……………………………………………

5) ……………………………………………

6) ……………………………………………

7) ……………………………………………

8) ……………………………………………

9) ……………………………………………

10) ……………………………………………

Meditation

……………………………………………

……………………………………………

……………………………………………

……………………………………………

……………………………………………

……………………………………………

……………………………………………

Special Prayer Requests

……………………………………………

……………………………………………

……………………………………………

……………………………………………

……………………………………………

……………………………………………

……………………………………………

Date: …./…./…..

MON TUE WED THU

FRI SAT SUN

Scriptures

…………………………………………

…………………………………………

…………………………………………

…………………………………………

…………………………………………

Prayer List

1) …………………………………………

2) …………………………………………

3) …………………………………………

4) …………………………………………

5) …………………………………………

6) …………………………………………

7) …………………………………………

8) …………………………………………

9) …………………………………………

10) …………………………………………

Meditation

…………………………………………

…………………………………………

…………………………………………

…………………………………………

…………………………………………

…………………………………………

…………………………………………

Special Prayer Requests

…………………………………………

…………………………………………

…………………………………………

…………………………………………

…………………………………………

…………………………………………

…………………………………………

Date: …./…./…..

MON TUE WED THU
FRI SAT SUN

Scriptures

…………………………………………………

…………………………………………………

…………………………………………………

…………………………………………………

…………………………………………………

Prayer List

1) …………………………………………………

2) …………………………………………………

3) …………………………………………………

4) …………………………………………………

5) …………………………………………………

6) …………………………………………………

7) …………………………………………………

8) …………………………………………………

9) …………………………………………………

10) …………………………………………………

Meditation

…………………………………………………

…………………………………………………

…………………………………………………

…………………………………………………

…………………………………………………

…………………………………………………

…………………………………………………

Special Prayer Requests

…………………………………………………

…………………………………………………

…………………………………………………

…………………………………………………

…………………………………………………

…………………………………………………

…………………………………………………

Date: …./…./…..

MON TUE WED THU

FRI SAT SUN

Scriptures

……………………………………………

……………………………………………

……………………………………………

……………………………………………

……………………………………………

Prayer List

1) ……………………………………………

2) ……………………………………………

3) ……………………………………………

4) ……………………………………………

5) ……………………………………………

6) ……………………………………………

7) ……………………………………………

8) ……………………………………………

9) ……………………………………………

10) ……………………………………………

Meditation

……………………………………………

……………………………………………

……………………………………………

……………………………………………

……………………………………………

……………………………………………

……………………………………………

Special Prayer Requests

……………………………………………

……………………………………………

……………………………………………

……………………………………………

……………………………………………

……………………………………………

……………………………………………

Date: …./…./…..

MON TUE WED THU

FRI SAT SUN

Scriptures

....

....

....

....

....

Prayer List

1) ....

2) ....

3) ....

4) ....

5) ....

6) ....

7) ....

8) ....

9) ....

10) ....

Meditation

....

....

....

....

....

....

....

Special Prayer Requests

....

....

....

....

....

....

....

Date: …./…./…..

MON TUE WED THU

FRI SAT SUN

Scriptures

…………………………………………

…………………………………………

…………………………………………

…………………………………………

…………………………………………

Prayer List

1) …………………………………………

2) …………………………………………

3) …………………………………………

4) …………………………………………

5) …………………………………………

6) …………………………………………

7) …………………………………………

8) …………………………………………

9) …………………………………………

10) …………………………………………

Meditation

…………………………………………

…………………………………………

…………………………………………

…………………………………………

…………………………………………

…………………………………………

…………………………………………

Special Prayer Requests

…………………………………………

…………………………………………

…………………………………………

…………………………………………

…………………………………………

…………………………………………

…………………………………………

Date: …./…./…..

MON TUE WED THU
FRI SAT SUN

Scriptures

…………………………………………………

…………………………………………………

…………………………………………………

…………………………………………………

…………………………………………………

Meditation

……………………………………………………..

……………………………………………………..

……………………………………………………..

……………………………………………………..

……………………………………………………..

……………………………………………………..

……………………………………………………..

Prayer List

1) ………………………………………………

2) ………………………………………………

3) ………………………………………………

4) ………………………………………………

5) ………………………………………………

6) ………………………………………………

7) ………………………………………………

8) ………………………………………………

9) ………………………………………………

10) ………………………………………………

Special Prayer Requests

……………………………………………………..

……………………………………………………..

……………………………………………………..

……………………………………………………..

……………………………………………………..

……………………………………………………..

……………………………………………………..

Date: …./…./…..

MON TUE WED THU
FRI SAT SUN

Scriptures

…………………………………………………

…………………………………………………

…………………………………………………

…………………………………………………

…………………………………………………

Prayer List

1) ………………………………………………

2) ………………………………………………

3) ………………………………………………

4) ………………………………………………

5) ………………………………………………

6) ………………………………………………

7) ………………………………………………

8) ………………………………………………

9) ………………………………………………

10) ………………………………………………

Meditation

……………………………………………………

……………………………………………………

……………………………………………………

……………………………………………………

……………………………………………………

……………………………………………………

……………………………………………………

Special Prayer Requests

……………………………………………………

……………………………………………………

……………………………………………………

……………………………………………………

……………………………………………………

……………………………………………………

……………………………………………………

Date: …./…./…..

MON TUE WED THU
FRI SAT SUN

Scriptures

....

....

....

....

....

Prayer List

1) ....

2) ....

3) ....

4) ....

5) ....

6) ....

7) ....

8) ....

9) ....

10) ....

Meditation

....

....

....

....

....

....

....

Special Prayer Requests

....

....

....

....

....

....

....

Date: …./…./…..

MON TUE WED THU
FRI SAT SUN

Scriptures

……………………………………………

……………………………………………

……………………………………………

……………………………………………

……………………………………………

Prayer List

1) ……………………………………………

2) ……………………………………………

3) ……………………………………………

4) ……………………………………………

5) ……………………………………………

6) ……………………………………………

7) ……………………………………………

8) ……………………………………………

9) ……………………………………………

10) ……………………………………………

Meditation

……………………………………………

……………………………………………

……………………………………………

……………………………………………

……………………………………………

……………………………………………

……………………………………………

Special Prayer Requests

……………………………………………

……………………………………………

……………………………………………

……………………………………………

……………………………………………

……………………………………………

……………………………………………

Date: …./…./…..

MON TUE WED THU
FRI SAT SUN

Scriptures

……………………………………………

……………………………………………

……………………………………………

……………………………………………

……………………………………………

Prayer List

1) ……………………………………………

2) ……………………………………………

3) ……………………………………………

4) ……………………………………………

5) ……………………………………………

6) ……………………………………………

7) ……………………………………………

8) ……………………………………………

9) ……………………………………………

10) ……………………………………………

Meditation

……………………………………………

……………………………………………

……………………………………………

……………………………………………

……………………………………………

……………………………………………

……………………………………………

Special Prayer Requests

……………………………………………

……………………………………………

……………………………………………

……………………………………………

……………………………………………

……………………………………………

……………………………………………

Date: …./…./…..

MON TUE WED THU
FRI SAT SUN

Scriptures

………………………………………………

………………………………………………

………………………………………………

………………………………………………

………………………………………………

Prayer List

1) ………………………………………………

2) ………………………………………………

3) ………………………………………………

4) ………………………………………………

5) ………………………………………………

6) ………………………………………………

7) ………………………………………………

8) ………………………………………………

9) ………………………………………………

10) ………………………………………………

Meditation

………………………………………………

………………………………………………

………………………………………………

………………………………………………

………………………………………………

………………………………………………

………………………………………………

Special Prayer Requests

………………………………………………

………………………………………………

………………………………………………

………………………………………………

………………………………………………

………………………………………………

………………………………………………

Date: …./…./…..

MON TUE WED THU
FRI SAT SUN

Scriptures

……………………………………………

……………………………………………

……………………………………………

……………………………………………

……………………………………………

Prayer List

1) ……………………………………………

2) ……………………………………………

3) ……………………………………………

4) ……………………………………………

5) ……………………………………………

6) ……………………………………………

7) ……………………………………………

8) ……………………………………………

9) ……………………………………………

10) ……………………………………………

Meditation

……………………………………………

……………………………………………

……………………………………………

……………………………………………

……………………………………………

……………………………………………

……………………………………………

Special Prayer Requests

……………………………………………

……………………………………………

……………………………………………

……………………………………………

……………………………………………

……………………………………………

……………………………………………

Date: ..../..../.....

MON TUE WED THU
FRI SAT SUN

Prayer List

1) ....

2) ....

3) ....

4) ....

5) ....

6) ....

7) ....

8) ....

9) ....

10) ....

Scriptures

....

....

....

....

....

Meditation

....

....

....

....

....

....

....

Special Prayer Requests

....

....

....

....

....

....

....

Date: …./…./…..

MON TUE WED THU
FRI SAT SUN

Scriptures

…………………………………………

…………………………………………

…………………………………………

…………………………………………

…………………………………………

Prayer List

1) …………………………………………

2) …………………………………………

3) …………………………………………

4) …………………………………………

5) …………………………………………

6) …………………………………………

7) …………………………………………

8) …………………………………………

9) …………………………………………

10) …………………………………………

Meditation

…………………………………………

…………………………………………

…………………………………………

…………………………………………

…………………………………………

…………………………………………

…………………………………………

Special Prayer Requests

…………………………………………

…………………………………………

…………………………………………

…………………………………………

…………………………………………

…………………………………………

…………………………………………

Date: …./…./…..

MON TUE WED THU
FRI SAT SUN

Scriptures

……………………………………………

……………………………………………

……………………………………………

……………………………………………

……………………………………………

Meditation

………………………………………………

………………………………………………

………………………………………………

………………………………………………

………………………………………………

………………………………………………

………………………………………………

Prayer List

1) ……………………………………………

2) ……………………………………………

3) ……………………………………………

4) ……………………………………………

5) ……………………………………………

6) ……………………………………………

7) ……………………………………………

8) ……………………………………………

9) ……………………………………………

10) ……………………………………………

Special Prayer Requests

………………………………………………

………………………………………………

………………………………………………

………………………………………………

………………………………………………

………………………………………………

………………………………………………

Date: …./…./…..

MON TUE WED THU FRI SAT SUN

Scriptures

Prayer List

1) ……………………………………………

2) ……………………………………………

3) ……………………………………………

4) ……………………………………………

5) ……………………………………………

6) ……………………………………………

7) ……………………………………………

8) ……………………………………………

9) ……………………………………………

10) ……………………………………………

Meditation

Special Prayer Requests

Date: …./…./…..

MON TUE WED THU
FRI SAT SUN

Scriptures

……………………………………………

……………………………………………

……………………………………………

……………………………………………

……………………………………………

Prayer List

1) ……………………………………………

2) ……………………………………………

3) ……………………………………………

4) ……………………………………………

5) ……………………………………………

6) ……………………………………………

7) ……………………………………………

8) ……………………………………………

9) ……………………………………………

10) ……………………………………………

Meditation

……………………………………………

……………………………………………

……………………………………………

……………………………………………

……………………………………………

……………………………………………

……………………………………………

Special Prayer Requests

……………………………………………

……………………………………………

……………………………………………

……………………………………………

……………………………………………

……………………………………………

……………………………………………

Date: …./…./…..

MON TUE WED THU

FRI SAT SUN

Prayer List

1) ………………………………………………

2) ………………………………………………

3) ………………………………………………

4) ………………………………………………

5) ………………………………………………

6) ………………………………………………

7) ………………………………………………

8) ………………………………………………

9) ………………………………………………

10) ………………………………………………

Scriptures

………………………………………………

………………………………………………

………………………………………………

………………………………………………

………………………………………………

Meditation

………………………………………………

………………………………………………

………………………………………………

………………………………………………

………………………………………………

………………………………………………

………………………………………………

Special Prayer Requests

………………………………………………

………………………………………………

………………………………………………

………………………………………………

………………………………………………

………………………………………………

………………………………………………

Date: …./…./…..

MON TUE WED THU
FRI SAT SUN

Scriptures

……………………………………………

……………………………………………

……………………………………………

……………………………………………

……………………………………………

Prayer List

1) ……………………………………………

2) ……………………………………………

3) ……………………………………………

4) ……………………………………………

5) ……………………………………………

6) ……………………………………………

7) ……………………………………………

8) ……………………………………………

9) ……………………………………………

10) ……………………………………………

Meditation

……………………………………………

……………………………………………

……………………………………………

……………………………………………

……………………………………………

……………………………………………

……………………………………………

Special Prayer Requests

……………………………………………

……………………………………………

……………………………………………

……………………………………………

……………………………………………

……………………………………………

……………………………………………

Date: …./…./…..

MON TUE WED THU
FRI SAT SUN

Scriptures

…………………………………………

…………………………………………

…………………………………………

…………………………………………

…………………………………………

Prayer List

1) …………………………………………

2) …………………………………………

3) …………………………………………

4) …………………………………………

5) …………………………………………

6) …………………………………………

7) …………………………………………

8) …………………………………………

9) …………………………………………

10) …………………………………………

Meditation

…………………………………………

…………………………………………

…………………………………………

…………………………………………

…………………………………………

…………………………………………

…………………………………………

Special Prayer Requests

…………………………………………

…………………………………………

…………………………………………

…………………………………………

…………………………………………

…………………………………………

…………………………………………

Date: …./…./…..

MON TUE WED THU
FRI SAT SUN

Scriptures

……………………………………………

……………………………………………

……………………………………………

……………………………………………

……………………………………………

Prayer List

1) ……………………………………………

2) ……………………………………………

3) ……………………………………………

4) ……………………………………………

5) ……………………………………………

6) ……………………………………………

7) ……………………………………………

8) ……………………………………………

9) ……………………………………………

10) ……………………………………………

Meditation

……………………………………………

……………………………………………

……………………………………………

……………………………………………

……………………………………………

……………………………………………

……………………………………………

Special Prayer Requests

……………………………………………

……………………………………………

……………………………………………

……………………………………………

……………………………………………

……………………………………………

……………………………………………

Date: …./…./…..

MON TUE WED THU
FRI SAT SUN

Prayer List

1) ……………………………………………

2) ……………………………………………

3) ……………………………………………

4) ……………………………………………

5) ……………………………………………

6) ……………………………………………

7) ……………………………………………

8) ……………………………………………

9) ……………………………………………

10) ……………………………………………

Scriptures

……………………………………………

……………………………………………

……………………………………………

……………………………………………

……………………………………………

Meditation

……………………………………………

……………………………………………

……………………………………………

……………………………………………

……………………………………………

……………………………………………

……………………………………………

Special Prayer Requests

……………………………………………

……………………………………………

……………………………………………

……………………………………………

……………………………………………

……………………………………………

……………………………………………

Date: …./…./…..

MON TUE WED THU
FRI SAT SUN

Scriptures

………………………………………………

………………………………………………

………………………………………………

………………………………………………

………………………………………………

Prayer List

1) ………………………………………………

2) ………………………………………………

3) ………………………………………………

4) ………………………………………………

5) ………………………………………………

6) ………………………………………………

7) ………………………………………………

8) ………………………………………………

9) ………………………………………………

10) ………………………………………………

Meditation

………………………………………………

………………………………………………

………………………………………………

………………………………………………

………………………………………………

………………………………………………

………………………………………………

Special Prayer Requests

………………………………………………

………………………………………………

………………………………………………

………………………………………………

………………………………………………

………………………………………………

………………………………………………

Date: …./…./…..

MON TUE WED THU FRI SAT SUN

Scriptures

……………………………………………

……………………………………………

……………………………………………

……………………………………………

……………………………………………

Meditation

……………………………………………

……………………………………………

……………………………………………

……………………………………………

……………………………………………

……………………………………………

……………………………………………

Prayer List

1) ……………………………………………

2) ……………………………………………

3) ……………………………………………

4) ……………………………………………

5) ……………………………………………

6) ……………………………………………

7) ……………………………………………

8) ……………………………………………

9) ……………………………………………

10) ……………………………………………

Special Prayer Requests

……………………………………………

……………………………………………

……………………………………………

……………………………………………

……………………………………………

……………………………………………

……………………………………………

Date: …./…./…..

MON TUE WED THU

FRI SAT SUN

Scriptures

....

....

....

....

....

Prayer List

1) ....

2) ....

3) ....

4) ....

5) ....

6) ....

7) ....

8) ....

9) ....

10) ....

Meditation

....

....

....

....

....

....

....

Special Prayer Requests

....

....

....

....

....

....

....

Date: …./…./…..

MON TUE WED THU
FRI SAT SUN

Scriptures

……………………………………………

……………………………………………

……………………………………………

……………………………………………

……………………………………………

Prayer List

1) ……………………………………………

2) ……………………………………………

3) ……………………………………………

4) ……………………………………………

5) ……………………………………………

6) ……………………………………………

7) ……………………………………………

8) ……………………………………………

9) ……………………………………………

10) ……………………………………………

Meditation

……………………………………………

……………………………………………

……………………………………………

……………………………………………

……………………………………………

……………………………………………

……………………………………………

Special Prayer Requests

……………………………………………

……………………………………………

……………………………………………

……………………………………………

……………………………………………

……………………………………………

……………………………………………

Date: …./…./…..

MON TUE WED THU
FRI SAT SUN

Scriptures

…………………………………………

…………………………………………

…………………………………………

…………………………………………

…………………………………………

Meditation

……………………………………………..

……………………………………………..

……………………………………………..

……………………………………………..

……………………………………………..

……………………………………………..

……………………………………………..

Prayer List

1) ……………………………………………

2) ……………………………………………

3) ……………………………………………

4) ……………………………………………

5) ……………………………………………

6) ……………………………………………

7) ……………………………………………

8) ……………………………………………

9) ……………………………………………

10) ……………………………………………

Special Prayer Requests

……………………………………………..

……………………………………………..

……………………………………………..

……………………………………………..

……………………………………………..

……………………………………………..

……………………………………………..

Date: …./…./…..

MON TUE WED THU
FRI SAT SUN

Scriptures

………………………………………………

………………………………………………

………………………………………………

………………………………………………

………………………………………………

Prayer List

1) ………………………………………………

2) ………………………………………………

3) ………………………………………………

4) ………………………………………………

5) ………………………………………………

6) ………………………………………………

7) ………………………………………………

8) ………………………………………………

9) ………………………………………………

10) ………………………………………………

Meditation

………………………………………………

………………………………………………

………………………………………………

………………………………………………

………………………………………………

………………………………………………

………………………………………………

Special Prayer Requests

………………………………………………

………………………………………………

………………………………………………

………………………………………………

………………………………………………

………………………………………………

………………………………………………

Date: …./…./…..

MON TUE WED THU

FRI SAT SUN

Scriptures

……………………………………………

……………………………………………

……………………………………………

……………………………………………

……………………………………………

Prayer List

1) ……………………………………………

2) ……………………………………………

3) ……………………………………………

4) ……………………………………………

5) ……………………………………………

6) ……………………………………………

7) ……………………………………………

8) ……………………………………………

9) ……………………………………………

10) ……………………………………………

Meditation

……………………………………………..

……………………………………………..

……………………………………………..

……………………………………………..

……………………………………………..

……………………………………………..

……………………………………………..

Special Prayer Requests

……………………………………………..

……………………………………………..

……………………………………………..

……………………………………………..

……………………………………………..

……………………………………………..

……………………………………………..

Date: …./…./…..

MON TUE WED THU
FRI SAT SUN

Scriptures

…………………………………………

…………………………………………

…………………………………………

…………………………………………

…………………………………………

Prayer List

1) …………………………………………

2) …………………………………………

3) …………………………………………

4) …………………………………………

5) …………………………………………

6) …………………………………………

7) …………………………………………

8) …………………………………………

9) …………………………………………

10) …………………………………………

Meditation

…………………………………………

…………………………………………

…………………………………………

…………………………………………

…………………………………………

…………………………………………

…………………………………………

Special Prayer Requests

…………………………………………

…………………………………………

…………………………………………

…………………………………………

…………………………………………

…………………………………………

…………………………………………

Date: …./…./…..

MON TUE WED THU
FRI SAT SUN

Scriptures

……………………………………………

……………………………………………

……………………………………………

……………………………………………

……………………………………………

Prayer List

1) ……………………………………………

2) ……………………………………………

3) ……………………………………………

4) ……………………………………………

5) ……………………………………………

6) ……………………………………………

7) ……………………………………………

8) ……………………………………………

9) ……………………………………………

10) ……………………………………………

Meditation

……………………………………………

……………………………………………

……………………………………………

……………………………………………

……………………………………………

……………………………………………

……………………………………………

Special Prayer Requests

……………………………………………

……………………………………………

……………………………………………

……………………………………………

……………………………………………

……………………………………………

……………………………………………

Date: …./…./…..

MON TUE WED THU
FRI SAT SUN

Scriptures

…………………………………………

…………………………………………

…………………………………………

…………………………………………

…………………………………………

Prayer List

1) ……………………………………………
2) ……………………………………………
3) ……………………………………………
4) ……………………………………………
5) ……………………………………………
6) ……………………………………………
7) ……………………………………………
8) ……………………………………………
9) ……………………………………………
10) ……………………………………………

Meditation

……………………………………………

……………………………………………

……………………………………………

……………………………………………

……………………………………………

……………………………………………

……………………………………………

Special Prayer Requests

……………………………………………

……………………………………………

……………………………………………

……………………………………………

……………………………………………

……………………………………………

……………………………………………

Date: …./…./…..

MON TUE WED THU

FRI SAT SUN

Scriptures

……………………………………………

……………………………………………

……………………………………………

……………………………………………

……………………………………………

Prayer List

1) ……………………………………………

2) ……………………………………………

3) ……………………………………………

4) ……………………………………………

5) ……………………………………………

6) ……………………………………………

7) ……………………………………………

8) ……………………………………………

9) ……………………………………………

10) ……………………………………………

Meditation

……………………………………………

……………………………………………

……………………………………………

……………………………………………

……………………………………………

……………………………………………

……………………………………………

Special Prayer Requests

……………………………………………

……………………………………………

……………………………………………

……………………………………………

……………………………………………

……………………………………………

……………………………………………

Date: …./…./…..

MON TUE WED THU
FRI SAT SUN

Scriptures

…………………………………………

…………………………………………

…………………………………………

…………………………………………

…………………………………………

Prayer List

1) …………………………………………

2) …………………………………………

3) …………………………………………

4) …………………………………………

5) …………………………………………

6) …………………………………………

7) …………………………………………

8) …………………………………………

9) …………………………………………

10) …………………………………………

Meditation

…………………………………………

…………………………………………

…………………………………………

…………………………………………

…………………………………………

…………………………………………

…………………………………………

Special Prayer Requests

…………………………………………

…………………………………………

…………………………………………

…………………………………………

…………………………………………

…………………………………………

…………………………………………

Date: …./…./…..

MON TUE WED THU
FRI SAT SUN

Scriptures

…………………………………………

…………………………………………

…………………………………………

…………………………………………

…………………………………………

Prayer List

1) …………………………………………

2) …………………………………………

3) …………………………………………

4) …………………………………………

5) …………………………………………

6) …………………………………………

7) …………………………………………

8) …………………………………………

9) …………………………………………

10) …………………………………………

Meditation

…………………………………………

…………………………………………

…………………………………………

…………………………………………

…………………………………………

…………………………………………

…………………………………………

Special Prayer Requests

…………………………………………

…………………………………………

…………………………………………

…………………………………………

…………………………………………

…………………………………………

…………………………………………

Date: …./…./…..

MON TUE WED THU

FRI SAT SUN

Scriptures

……………………………………………

……………………………………………

……………………………………………

……………………………………………

……………………………………………

Prayer List

1) ……………………………………………

2) ……………………………………………

3) ……………………………………………

4) ……………………………………………

5) ……………………………………………

6) ……………………………………………

7) ……………………………………………

8) ……………………………………………

9) ……………………………………………

10) ……………………………………………

Meditation

……………………………………………

……………………………………………

……………………………………………

……………………………………………

……………………………………………

……………………………………………

……………………………………………

Special Prayer Requests

……………………………………………

……………………………………………

……………………………………………

……………………………………………

……………………………………………

……………………………………………

……………………………………………

Date: …./…./…..

MON TUE WED THU
FRI SAT SUN

Scriptures

…………………………………………

…………………………………………

…………………………………………

…………………………………………

…………………………………………

Prayer List

1) …………………………………………

2) …………………………………………

3) …………………………………………

4) …………………………………………

5) …………………………………………

6) …………………………………………

7) …………………………………………

8) …………………………………………

9) …………………………………………

10) …………………………………………

Meditation

…………………………………………

…………………………………………

…………………………………………

…………………………………………

…………………………………………

…………………………………………

…………………………………………

Special Prayer Requests

…………………………………………

…………………………………………

…………………………………………

…………………………………………

…………………………………………

…………………………………………

…………………………………………

Date: …./…./…..

MON TUE WED THU

FRI SAT SUN

Scriptures

………………………………………………

………………………………………………

………………………………………………

………………………………………………

………………………………………………

Prayer List

1) ………………………………………………

2) ………………………………………………

3) ………………………………………………

4) ………………………………………………

5) ………………………………………………

6) ………………………………………………

7) ………………………………………………

8) ………………………………………………

9) ………………………………………………

10) ………………………………………………

Meditation

………………………………………………

………………………………………………

………………………………………………

………………………………………………

………………………………………………

………………………………………………

………………………………………………

Special Prayer Requests

………………………………………………

………………………………………………

………………………………………………

………………………………………………

………………………………………………

………………………………………………

………………………………………………

Date: …./…./…..

MON TUE WED THU
FRI SAT SUN

Scriptures

……………………………………………

……………………………………………

……………………………………………

……………………………………………

……………………………………………

Prayer List

1) ……………………………………………

2) ……………………………………………

3) ……………………………………………

4) ……………………………………………

5) ……………………………………………

6) ……………………………………………

7) ……………………………………………

8) ……………………………………………

9) ……………………………………………

10) ……………………………………………

Meditation

……………………………………………

……………………………………………

……………………………………………

……………………………………………

……………………………………………

……………………………………………

……………………………………………

Special Prayer Requests

……………………………………………

……………………………………………

……………………………………………

……………………………………………

……………………………………………

……………………………………………

……………………………………………

Date: …./…./…..

MON TUE WED THU
FRI SAT SUN

Scriptures

………………………………………………

………………………………………………

………………………………………………

………………………………………………

………………………………………………

Meditation

…………………………………………………..

…………………………………………………..

…………………………………………………..

…………………………………………………..

…………………………………………………..

…………………………………………………..

…………………………………………………..

Prayer List

1) ………………………………………………

2) ………………………………………………

3) ………………………………………………

4) ………………………………………………

5) ………………………………………………

6) ………………………………………………

7) ………………………………………………

8) ………………………………………………

9) ………………………………………………

10) ………………………………………………

Special Prayer Requests

…………………………………………………..

…………………………………………………..

…………………………………………………..

…………………………………………………..

…………………………………………………..

…………………………………………………..

…………………………………………………..

Date: …./…./…..

MON TUE WED THU

FRI SAT SUN

Scriptures

…………………………………………

…………………………………………

…………………………………………

…………………………………………

…………………………………………

Prayer List

1) …………………………………………

2) …………………………………………

3) …………………………………………

4) …………………………………………

5) …………………………………………

6) …………………………………………

7) …………………………………………

8) …………………………………………

9) …………………………………………

10) …………………………………………

Meditation

…………………………………………

…………………………………………

…………………………………………

…………………………………………

…………………………………………

…………………………………………

…………………………………………

Special Prayer Requests

…………………………………………

…………………………………………

…………………………………………

…………………………………………

…………………………………………

…………………………………………

…………………………………………

Date: ..../..../.....

MON TUE WED THU
FRI SAT SUN

Scriptures

....
....
....
....
....

Meditation

....
....
....
....
....
....
....

Prayer List

1) ....
2) ....
3) ....
4) ....
5) ....
6) ....
7) ....
8) ....
9) ....
10) ....

Special Prayer Requests

....
....
....
....
....
....
....

Date: …./…./…..

MON TUE WED THU
FRI SAT SUN

Scriptures

……………………………………………

……………………………………………

……………………………………………

……………………………………………

……………………………………………

Prayer List

1) ……………………………………………

2) ……………………………………………

3) ……………………………………………

4) ……………………………………………

5) ……………………………………………

6) ……………………………………………

7) ……………………………………………

8) ……………………………………………

9) ……………………………………………

10) ……………………………………………

Meditation

……………………………………………

……………………………………………

……………………………………………

……………………………………………

……………………………………………

……………………………………………

……………………………………………

Special Prayer Requests

……………………………………………

……………………………………………

……………………………………………

……………………………………………

……………………………………………

……………………………………………

……………………………………………

Date: …./…./…..

MON TUE WED THU

FRI SAT SUN

Scriptures

……………………………………………

……………………………………………

……………………………………………

……………………………………………

……………………………………………

Prayer List

1) ……………………………………………

2) ……………………………………………

3) ……………………………………………

4) ……………………………………………

5) ……………………………………………

6) ……………………………………………

7) ……………………………………………

8) ……………………………………………

9) ……………………………………………

10) ……………………………………………

Meditation

……………………………………………

……………………………………………

……………………………………………

……………………………………………

……………………………………………

……………………………………………

……………………………………………

Special Prayer Requests

……………………………………………

……………………………………………

……………………………………………

……………………………………………

……………………………………………

……………………………………………

……………………………………………

Date: …./…./…..

MON TUE WED THU
FRI SAT SUN

Scriptures

…………………………………………

…………………………………………

…………………………………………

…………………………………………

…………………………………………

Prayer List

1) ……………………………………………
2) ……………………………………………
3) ……………………………………………
4) ……………………………………………
5) ……………………………………………
6) ……………………………………………
7) ……………………………………………
8) ……………………………………………
9) ……………………………………………
10) ……………………………………………

Meditation

……………………………………………

……………………………………………

……………………………………………

……………………………………………

……………………………………………

……………………………………………

……………………………………………

Special Prayer Requests

……………………………………………

……………………………………………

……………………………………………

……………………………………………

……………………………………………

……………………………………………

……………………………………………

Date: …./…./…..

MON TUE WED THU
FRI SAT SUN

Scriptures

……………………………………………

……………………………………………

……………………………………………

……………………………………………

……………………………………………

Prayer List

1) ……………………………………………

2) ……………………………………………

3) ……………………………………………

4) ……………………………………………

5) ……………………………………………

6) ……………………………………………

7) ……………………………………………

8) ……………………………………………

9) ……………………………………………

10) ……………………………………………

Meditation

……………………………………………

……………………………………………

……………………………………………

……………………………………………

……………………………………………

……………………………………………

……………………………………………

Special Prayer Requests

……………………………………………

……………………………………………

……………………………………………

……………………………………………

……………………………………………

……………………………………………

……………………………………………

Date: …./…./…..

MON TUE WED THU
FRI SAT SUN

Scriptures

……………………………………………

……………………………………………

……………………………………………

……………………………………………

……………………………………………

Meditation

………………………………………………

………………………………………………

………………………………………………

………………………………………………

………………………………………………

………………………………………………

………………………………………………

Prayer List

1) ……………………………………………

2) ……………………………………………

3) ……………………………………………

4) ……………………………………………

5) ……………………………………………

6) ……………………………………………

7) ……………………………………………

8) ……………………………………………

9) ……………………………………………

10) ……………………………………………

Special Prayer Requests

………………………………………………

………………………………………………

………………………………………………

………………………………………………

………………………………………………

………………………………………………

………………………………………………

Date: …./…./…..

MON TUE WED THU
FRI SAT SUN

Scriptures

………………………………………………

………………………………………………

………………………………………………

………………………………………………

………………………………………………

Meditation

………………………………………………………

………………………………………………………

………………………………………………………

………………………………………………………

………………………………………………………

………………………………………………………

………………………………………………………

Prayer List

1) ………………………………………………

2) ………………………………………………

3) ………………………………………………

4) ………………………………………………

5) ………………………………………………

6) ………………………………………………

7) ………………………………………………

8) ………………………………………………

9) ………………………………………………

10) ………………………………………………

Special Prayer Requests

………………………………………………………

………………………………………………………

………………………………………………………

………………………………………………………

………………………………………………………

………………………………………………………

………………………………………………………

Date: …./…./…..

MON TUE WED THU

FRI SAT SUN

Scriptures

……………………………………………

……………………………………………

……………………………………………

……………………………………………

……………………………………………

Prayer List

1) ……………………………………………

2) ……………………………………………

3) ……………………………………………

4) ……………………………………………

5) ……………………………………………

6) ……………………………………………

7) ……………………………………………

8) ……………………………………………

9) ……………………………………………

10) ……………………………………………

Meditation

……………………………………………..

……………………………………………..

……………………………………………..

……………………………………………..

……………………………………………..

……………………………………………..

……………………………………………..

Special Prayer Requests

……………………………………………..

……………………………………………..

……………………………………………..

……………………………………………..

……………………………………………..

……………………………………………..

……………………………………………..

Date: …./…./…..

MON TUE WED THU
FRI SAT SUN

Prayer List

1) ……………………………………………

2) ……………………………………………

3) ……………………………………………

4) ……………………………………………

5) ……………………………………………

6) ……………………………………………

7) ……………………………………………

8) ……………………………………………

9) ……………………………………………

10) ……………………………………………

Scriptures

……………………………………………

……………………………………………

……………………………………………

……………………………………………

……………………………………………

Meditation

……………………………………………

……………………………………………

……………………………………………

……………………………………………

……………………………………………

……………………………………………

……………………………………………

Special Prayer Requests

……………………………………………

……………………………………………

……………………………………………

……………………………………………

……………………………………………

……………………………………………

……………………………………………

Date: …./…./…..

MON TUE WED THU

FRI SAT SUN

Scriptures

………………………………………………

………………………………………………

………………………………………………

………………………………………………

………………………………………………

Prayer List

1) ……………………………………………

2) ……………………………………………

3) ……………………………………………

4) ……………………………………………

5) ……………………………………………

6) ……………………………………………

7) ……………………………………………

8) ……………………………………………

9) ……………………………………………

10) ……………………………………………

Meditation

………………………………………………

………………………………………………

………………………………………………

………………………………………………

………………………………………………

………………………………………………

………………………………………………

Special Prayer Requests

………………………………………………

………………………………………………

………………………………………………

………………………………………………

………………………………………………

………………………………………………

………………………………………………

Date: …./…./…..

MON TUE WED THU
FRI SAT SUN

Scriptures

…………………………………………

…………………………………………

…………………………………………

…………………………………………

…………………………………………

Prayer List

1) …………………………………………

2) …………………………………………

3) …………………………………………

4) …………………………………………

5) …………………………………………

6) …………………………………………

7) …………………………………………

8) …………………………………………

9) …………………………………………

10) …………………………………………

Meditation

…………………………………………

…………………………………………

…………………………………………

…………………………………………

…………………………………………

…………………………………………

…………………………………………

Special Prayer Requests

…………………………………………

…………………………………………

…………………………………………

…………………………………………

…………………………………………

…………………………………………

…………………………………………

Date: …./…./…..

MON TUE WED THU
FRI SAT SUN

Prayer List

1) ………………………………………………

2) ………………………………………………

3) ………………………………………………

4) ………………………………………………

5) ………………………………………………

6) ………………………………………………

7) ………………………………………………

8) ………………………………………………

9) ………………………………………………

10) ………………………………………………

Scriptures

………………………………………………

………………………………………………

………………………………………………

………………………………………………

………………………………………………

Meditation

………………………………………………

………………………………………………

………………………………………………

………………………………………………

………………………………………………

………………………………………………

………………………………………………

Special Prayer Requests

………………………………………………

………………………………………………

………………………………………………

………………………………………………

………………………………………………

………………………………………………

………………………………………………

Date: …./…./…..

MON TUE WED THU
FRI SAT SUN

Scriptures

……………………………………………

……………………………………………

……………………………………………

……………………………………………

……………………………………………

Meditation

……………………………………………

……………………………………………

……………………………………………

……………………………………………

……………………………………………

……………………………………………

……………………………………………

Prayer List

1) ……………………………………………

2) ……………………………………………

3) ……………………………………………

4) ……………………………………………

5) ……………………………………………

6) ……………………………………………

7) ……………………………………………

8) ……………………………………………

9) ……………………………………………

10) ……………………………………………

Special Prayer Requests

……………………………………………

……………………………………………

……………………………………………

……………………………………………

……………………………………………

……………………………………………

……………………………………………

Date: …./…./…..

MON TUE WED THU
FRI SAT SUN

Scriptures

………………………………………………

………………………………………………

………………………………………………

………………………………………………

………………………………………………

Prayer List

1) ………………………………………………

2) ………………………………………………

3) ………………………………………………

4) ………………………………………………

5) ………………………………………………

6) ………………………………………………

7) ………………………………………………

8) ………………………………………………

9) ………………………………………………

10) ………………………………………………

Meditation

………………………………………………

………………………………………………

………………………………………………

………………………………………………

………………………………………………

………………………………………………

………………………………………………

Special Prayer Requests

………………………………………………

………………………………………………

………………………………………………

………………………………………………

………………………………………………

………………………………………………

………………………………………………

Date: …./…./…..

MON TUE WED THU
FRI SAT SUN

Scriptures

……………………………………………

……………………………………………

……………………………………………

……………………………………………

……………………………………………

Prayer List

1) ……………………………………………

2) ……………………………………………

3) ……………………………………………

4) ……………………………………………

5) ……………………………………………

6) ……………………………………………

7) ……………………………………………

8) ……………………………………………

9) ……………………………………………

10) ……………………………………………

Meditation

……………………………………………..

……………………………………………..

……………………………………………..

……………………………………………..

……………………………………………..

……………………………………………..

……………………………………………..

Special Prayer Requests

……………………………………………..

……………………………………………..

……………………………………………..

……………………………………………..

……………………………………………..

……………………………………………..

……………………………………………..

Date: …./…./…..

MON TUE WED THU
FRI SAT SUN

Scriptures

……………………………………………

……………………………………………

……………………………………………

……………………………………………

……………………………………………

Prayer List

1) ……………………………………………

2) ……………………………………………

3) ……………………………………………

4) ……………………………………………

5) ……………………………………………

6) ……………………………………………

7) ……………………………………………

8) ……………………………………………

9) ……………………………………………

10) ……………………………………………

Meditation

………………………………………………

………………………………………………

………………………………………………

………………………………………………

………………………………………………

………………………………………………

………………………………………………

Special Prayer Requests

………………………………………………

………………………………………………

………………………………………………

………………………………………………

………………………………………………

………………………………………………

………………………………………………

Date: …./…./…..

MON TUE WED THU FRI SAT SUN

Scriptures

……………………………………………

……………………………………………

……………………………………………

……………………………………………

……………………………………………

Prayer List

1) ……………………………………………

2) ……………………………………………

3) ……………………………………………

4) ……………………………………………

5) ……………………………………………

6) ……………………………………………

7) ……………………………………………

8) ……………………………………………

9) ……………………………………………

10) ……………………………………………

Meditation

……………………………………………

……………………………………………

……………………………………………

……………………………………………

……………………………………………

……………………………………………

……………………………………………

Special Prayer Requests

……………………………………………

……………………………………………

……………………………………………

……………………………………………

……………………………………………

……………………………………………

……………………………………………

Date: …./…./…..

MON TUE WED THU
FRI SAT SUN

Scriptures

……………………………………………
……………………………………………
……………………………………………
……………………………………………
……………………………………………

Prayer List

1) ……………………………………………
2) ……………………………………………
3) ……………………………………………
4) ……………………………………………
5) ……………………………………………
6) ……………………………………………
7) ……………………………………………
8) ……………………………………………
9) ……………………………………………
10) ……………………………………………

Meditation

……………………………………………
……………………………………………
……………………………………………
……………………………………………
……………………………………………
……………………………………………
……………………………………………

Special Prayer Requests

……………………………………………
……………………………………………
……………………………………………
……………………………………………
……………………………………………
……………………………………………
……………………………………………

Date: …./…./…..

MON TUE WED THU

FRI SAT SUN

Scriptures

…………………………………………

…………………………………………

…………………………………………

…………………………………………

…………………………………………

Prayer List

1) …………………………………………

2) …………………………………………

3) …………………………………………

4) …………………………………………

5) …………………………………………

6) …………………………………………

7) …………………………………………

8) …………………………………………

9) …………………………………………

10) …………………………………………

Meditation

…………………………………………

…………………………………………

…………………………………………

…………………………………………

…………………………………………

…………………………………………

…………………………………………

Special Prayer Requests

…………………………………………

…………………………………………

…………………………………………

…………………………………………

…………………………………………

…………………………………………

…………………………………………

Date: …./…./…..

MON TUE WED THU
FRI SAT SUN

Scriptures

……………………………………………

……………………………………………

……………………………………………

……………………………………………

……………………………………………

Prayer List

1) ……………………………………………

2) ……………………………………………

3) ……………………………………………

4) ……………………………………………

5) ……………………………………………

6) ……………………………………………

7) ……………………………………………

8) ……………………………………………

9) ……………………………………………

10) ……………………………………………

Meditation

……………………………………………

……………………………………………

……………………………………………

……………………………………………

……………………………………………

……………………………………………

……………………………………………

Special Prayer Requests

……………………………………………

……………………………………………

……………………………………………

……………………………………………

……………………………………………

……………………………………………

……………………………………………

Date: …./…./…..

MON TUE WED THU FRI SAT SUN

Scriptures

……………………………………………

……………………………………………

……………………………………………

……………………………………………

……………………………………………

Prayer List

1) ……………………………………………

2) ……………………………………………

3) ……………………………………………

4) ……………………………………………

5) ……………………………………………

6) ……………………………………………

7) ……………………………………………

8) ……………………………………………

9) ……………………………………………

10) ……………………………………………

Meditation

……………………………………………

……………………………………………

……………………………………………

……………………………………………

……………………………………………

……………………………………………

……………………………………………

Special Prayer Requests

……………………………………………

……………………………………………

……………………………………………

……………………………………………

……………………………………………

……………………………………………

……………………………………………

Date: …./…./…..

MON TUE WED THU
FRI SAT SUN

Scriptures

…………………………………………

…………………………………………

…………………………………………

…………………………………………

…………………………………………

Prayer List

1) …………………………………………

2) …………………………………………

3) …………………………………………

4) …………………………………………

5) …………………………………………

6) …………………………………………

7) …………………………………………

8) …………………………………………

9) …………………………………………

10) …………………………………………

Meditation

…………………………………………

…………………………………………

…………………………………………

…………………………………………

…………………………………………

…………………………………………

…………………………………………

Special Prayer Requests

…………………………………………

…………………………………………

…………………………………………

…………………………………………

…………………………………………

…………………………………………

…………………………………………

Date: …./…./…..

MON TUE WED THU
FRI SAT SUN

Scriptures

………………………………………………

………………………………………………

………………………………………………

………………………………………………

………………………………………………

Prayer List

1) ………………………………………………

2) ………………………………………………

3) ………………………………………………

4) ………………………………………………

5) ………………………………………………

6) ………………………………………………

7) ………………………………………………

8) ………………………………………………

9) ………………………………………………

10) ………………………………………………

Meditation

………………………………………………

………………………………………………

………………………………………………

………………………………………………

………………………………………………

………………………………………………

………………………………………………

Special Prayer Requests

………………………………………………

………………………………………………

………………………………………………

………………………………………………

………………………………………………

………………………………………………

………………………………………………

Date: …./…./…..

MON TUE WED THU

FRI SAT SUN

Scriptures

……………………………………………

……………………………………………

……………………………………………

……………………………………………

……………………………………………

Meditation

………………………………………………..

………………………………………………..

………………………………………………..

………………………………………………..

………………………………………………..

………………………………………………..

………………………………………………..

Prayer List

1) ……………………………………………

2) ……………………………………………

3) ……………………………………………

4) ……………………………………………

5) ……………………………………………

6) ……………………………………………

7) ……………………………………………

8) ……………………………………………

9) ……………………………………………

10) ……………………………………………

Special Prayer Requests

………………………………………………..

………………………………………………..

………………………………………………..

………………………………………………..

………………………………………………..

………………………………………………..

………………………………………………..

Date: …./…./…..

MON TUE WED THU

FRI SAT SUN

Scriptures

………………………………………………

………………………………………………

………………………………………………

………………………………………………

………………………………………………

Prayer List

1) ………………………………………………

2) ………………………………………………

3) ………………………………………………

4) ………………………………………………

5) ………………………………………………

6) ………………………………………………

7) ………………………………………………

8) ………………………………………………

9) ………………………………………………

10) ………………………………………………

Meditation

………………………………………………

………………………………………………

………………………………………………

………………………………………………

………………………………………………

………………………………………………

………………………………………………

Special Prayer Requests

………………………………………………

………………………………………………

………………………………………………

………………………………………………

………………………………………………

………………………………………………

………………………………………………

Date: …./…./…..

MON TUE WED THU
FRI SAT SUN

Scriptures

………………………………………………

………………………………………………

………………………………………………

………………………………………………

………………………………………………

Prayer List

1) ………………………………………………

2) ………………………………………………

3) ………………………………………………

4) ………………………………………………

5) ………………………………………………

6) ………………………………………………

7) ………………………………………………

8) ………………………………………………

9) ………………………………………………

10) ………………………………………………

Meditation

………………………………………………

………………………………………………

………………………………………………

………………………………………………

………………………………………………

………………………………………………

………………………………………………

Special Prayer Requests

………………………………………………

………………………………………………

………………………………………………

………………………………………………

………………………………………………

………………………………………………

………………………………………………

Date: …./…./…..

MON TUE WED THU

FRI SAT SUN

Scriptures

……………………………………………

……………………………………………

……………………………………………

……………………………………………

……………………………………………

Prayer List

1) ……………………………………………

2) ……………………………………………

3) ……………………………………………

4) ……………………………………………

5) ……………………………………………

6) ……………………………………………

7) ……………………………………………

8) ……………………………………………

9) ……………………………………………

10) ……………………………………………

Meditation

……………………………………………

……………………………………………

……………………………………………

……………………………………………

……………………………………………

……………………………………………

……………………………………………

Special Prayer Requests

……………………………………………

……………………………………………

……………………………………………

……………………………………………

……………………………………………

……………………………………………

……………………………………………

Date: …./…./…..

MON TUE WED THU
FRI SAT SUN

Scriptures

……………………………………………

……………………………………………

……………………………………………

……………………………………………

……………………………………………

Prayer List

1) ……………………………………………

2) ……………………………………………

3) ……………………………………………

4) ……………………………………………

5) ……………………………………………

6) ……………………………………………

7) ……………………………………………

8) ……………………………………………

9) ……………………………………………

10) ……………………………………………

Meditation

……………………………………………

……………………………………………

……………………………………………

……………………………………………

……………………………………………

……………………………………………

……………………………………………

Special Prayer Requests

……………………………………………

……………………………………………

……………………………………………

……………………………………………

……………………………………………

……………………………………………

……………………………………………

Date: …./…./…..

MON TUE WED THU
FRI SAT SUN

Scriptures

……………………………………………

……………………………………………

……………………………………………

……………………………………………

……………………………………………

Prayer List

1) ……………………………………………

2) ……………………………………………

3) ……………………………………………

4) ……………………………………………

5) ……………………………………………

6) ……………………………………………

7) ……………………………………………

8) ……………………………………………

9) ……………………………………………

10) ……………………………………………

Meditation

……………………………………………

……………………………………………

……………………………………………

……………………………………………

……………………………………………

……………………………………………

……………………………………………

Special Prayer Requests

……………………………………………

……………………………………………

……………………………………………

……………………………………………

……………………………………………

……………………………………………

……………………………………………

Date: …./…./…..

MON TUE WED THU

FRI SAT SUN

Scriptures

………………………………………………

………………………………………………

………………………………………………

………………………………………………

………………………………………………

Prayer List

1) ………………………………………………

2) ………………………………………………

3) ………………………………………………

4) ………………………………………………

5) ………………………………………………

6) ………………………………………………

7) ………………………………………………

8) ………………………………………………

9) ………………………………………………

10) ………………………………………………

Meditation

………………………………………………

………………………………………………

………………………………………………

………………………………………………

………………………………………………

………………………………………………

………………………………………………

Special Prayer Requests

………………………………………………

………………………………………………

………………………………………………

………………………………………………

………………………………………………

………………………………………………

………………………………………………

Date: …./…./…..

MON TUE WED THU
FRI SAT SUN

Scriptures

……………………………………………

……………………………………………

……………………………………………

……………………………………………

……………………………………………

Prayer List

1) ……………………………………………

2) ……………………………………………

3) ……………………………………………

4) ……………………………………………

5) ……………………………………………

6) ……………………………………………

7) ……………………………………………

8) ……………………………………………

9) ……………………………………………

10) ……………………………………………

Meditation

……………………………………………

……………………………………………

……………………………………………

……………………………………………

……………………………………………

……………………………………………

……………………………………………

Special Prayer Requests

……………………………………………

……………………………………………

……………………………………………

……………………………………………

……………………………………………

……………………………………………

……………………………………………

Date: …./…./…..

MON TUE WED THU

FRI SAT SUN

Scriptures

……………………………………………

……………………………………………

……………………………………………

……………………………………………

……………………………………………

Prayer List

1) ……………………………………………

2) ……………………………………………

3) ……………………………………………

4) ……………………………………………

5) ……………………………………………

6) ……………………………………………

7) ……………………………………………

8) ……………………………………………

9) ……………………………………………

10) ……………………………………………

Meditation

……………………………………………………

……………………………………………………

……………………………………………………

……………………………………………………

……………………………………………………

……………………………………………………

……………………………………………………

Special Prayer Requests

……………………………………………………

……………………………………………………

……………………………………………………

……………………………………………………

……………………………………………………

……………………………………………………

……………………………………………………

Date: …./…./…..

MON TUE WED THU
FRI SAT SUN

Scriptures

……………………………………………

……………………………………………

……………………………………………

……………………………………………

……………………………………………

Prayer List

1) ……………………………………………

2) ……………………………………………

3) ……………………………………………

4) ……………………………………………

5) ……………………………………………

6) ……………………………………………

7) ……………………………………………

8) ……………………………………………

9) ……………………………………………

10) ……………………………………………

Meditation

……………………………………………

……………………………………………

……………………………………………

……………………………………………

……………………………………………

……………………………………………

……………………………………………

Special Prayer Requests

……………………………………………

……………………………………………

……………………………………………

……………………………………………

……………………………………………

……………………………………………

……………………………………………

Date: …./…./…..

MON TUE WED THU
FRI SAT SUN

Scriptures

……………………………………………
……………………………………………
……………………………………………
……………………………………………
……………………………………………

Prayer List

1) ……………………………………………
2) ……………………………………………
3) ……………………………………………
4) ……………………………………………
5) ……………………………………………
6) ……………………………………………
7) ……………………………………………
8) ……………………………………………
9) ……………………………………………
10) ……………………………………………

Meditation

……………………………………………
……………………………………………
……………………………………………
……………………………………………
……………………………………………
……………………………………………
……………………………………………

Special Prayer Requests

……………………………………………
……………………………………………
……………………………………………
……………………………………………
……………………………………………
……………………………………………
……………………………………………

Date: …./…./…..

MON TUE WED THU
FRI SAT SUN

Scriptures

……………………………………………

……………………………………………

……………………………………………

……………………………………………

……………………………………………

Prayer List

1) ……………………………………………

2) ……………………………………………

3) ……………………………………………

4) ……………………………………………

5) ……………………………………………

6) ……………………………………………

7) ……………………………………………

8) ……………………………………………

9) ……………………………………………

10) ……………………………………………

Meditation

……………………………………………

……………………………………………

……………………………………………

……………………………………………

……………………………………………

……………………………………………

……………………………………………

Special Prayer Requests

……………………………………………

……………………………………………

……………………………………………

……………………………………………

……………………………………………

……………………………………………

……………………………………………

Date: …./…./…..

MON TUE WED THU
FRI SAT SUN

Scriptures

……………………………………………

……………………………………………

……………………………………………

……………………………………………

……………………………………………

Prayer List

1) ……………………………………………

2) ……………………………………………

3) ……………………………………………

4) ……………………………………………

5) ……………………………………………

6) ……………………………………………

7) ……………………………………………

8) ……………………………………………

9) ……………………………………………

10) ……………………………………………

Meditation

……………………………………………

……………………………………………

……………………………………………

……………………………………………

……………………………………………

……………………………………………

……………………………………………

Special Prayer Requests

……………………………………………

……………………………………………

……………………………………………

……………………………………………

……………………………………………

……………………………………………

……………………………………………

Date: …./…./…..

MON TUE WED THU

FRI SAT SUN

Scriptures

……………………………………………

……………………………………………

……………………………………………

……………………………………………

……………………………………………

Meditation

……………………………………………..

……………………………………………..

……………………………………………..

……………………………………………..

……………………………………………..

……………………………………………..

……………………………………………..

Prayer List

1) ……………………………………………

2) ……………………………………………

3) ……………………………………………

4) ……………………………………………

5) ……………………………………………

6) ……………………………………………

7) ……………………………………………

8) ……………………………………………

9) ……………………………………………

10) ……………………………………………

Special Prayer Requests

……………………………………………..

……………………………………………..

……………………………………………..

……………………………………………..

……………………………………………..

……………………………………………..

……………………………………………..

Date: …./…./…..

MON TUE WED THU
FRI SAT SUN

Scriptures

……………………………………………

……………………………………………

……………………………………………

……………………………………………

……………………………………………

Prayer List

1) ……………………………………………

2) ……………………………………………

3) ……………………………………………

4) ……………………………………………

5) ……………………………………………

6) ……………………………………………

7) ……………………………………………

8) ……………………………………………

9) ……………………………………………

10) ……………………………………………

Meditation

……………………………………………

……………………………………………

……………………………………………

……………………………………………

……………………………………………

……………………………………………

……………………………………………

Special Prayer Requests

……………………………………………

……………………………………………

……………………………………………

……………………………………………

……………………………………………

……………………………………………

……………………………………………

Date: …./…./…..

MON TUE WED THU
FRI SAT SUN

Scriptures

……………………………………………

……………………………………………

……………………………………………

……………………………………………

……………………………………………

Prayer List

1) ……………………………………………

2) ……………………………………………

3) ……………………………………………

4) ……………………………………………

5) ……………………………………………

6) ……………………………………………

7) ……………………………………………

8) ……………………………………………

9) ……………………………………………

10) ……………………………………………

Meditation

……………………………………………..

……………………………………………..

……………………………………………..

……………………………………………..

……………………………………………..

……………………………………………..

……………………………………………..

Special Prayer Requests

……………………………………………..

……………………………………………..

……………………………………………..

……………………………………………..

……………………………………………..

……………………………………………..

……………………………………………..

Date: …./…./…..

MON TUE WED THU
FRI SAT SUN

Scriptures

……………………………………………

……………………………………………

……………………………………………

……………………………………………

……………………………………………

Prayer List

1) ……………………………………………

2) ……………………………………………

3) ……………………………………………

4) ……………………………………………

5) ……………………………………………

6) ……………………………………………

7) ……………………………………………

8) ……………………………………………

9) ……………………………………………

10) ……………………………………………

Meditation

……………………………………………

……………………………………………

……………………………………………

……………………………………………

……………………………………………

……………………………………………

……………………………………………

Special Prayer Requests

……………………………………………

……………………………………………

……………………………………………

……………………………………………

……………………………………………

……………………………………………

……………………………………………

Date: …./…./…..

MON TUE WED THU
FRI SAT SUN

Scriptures

……………………………………………

……………………………………………

……………………………………………

……………………………………………

……………………………………………

Prayer List

1) ……………………………………………

2) ……………………………………………

3) ……………………………………………

4) ……………………………………………

5) ……………………………………………

6) ……………………………………………

7) ……………………………………………

8) ……………………………………………

9) ……………………………………………

10) ……………………………………………

Meditation

……………………………………………

……………………………………………

……………………………………………

……………………………………………

……………………………………………

……………………………………………

……………………………………………

Special Prayer Requests

……………………………………………

……………………………………………

……………………………………………

……………………………………………

……………………………………………

……………………………………………

……………………………………………

Date: …./…./…..

MON TUE WED THU
FRI SAT SUN

Scriptures

…………………………………………

…………………………………………

…………………………………………

…………………………………………

…………………………………………

Prayer List

1) …………………………………………

2) …………………………………………

3) …………………………………………

4) …………………………………………

5) …………………………………………

6) …………………………………………

7) …………………………………………

8) …………………………………………

9) …………………………………………

10) …………………………………………

Meditation

…………………………………………

…………………………………………

…………………………………………

…………………………………………

…………………………………………

…………………………………………

…………………………………………

Special Prayer Requests

…………………………………………

…………………………………………

…………………………………………

…………………………………………

…………………………………………

…………………………………………

…………………………………………

Date: …./…./…..

MON TUE WED THU
FRI SAT SUN

Scriptures

……………………………………………

……………………………………………

……………………………………………

……………………………………………

……………………………………………

Prayer List

1) ……………………………………………

2) ……………………………………………

3) ……………………………………………

4) ……………………………………………

5) ……………………………………………

6) ……………………………………………

7) ……………………………………………

8) ……………………………………………

9) ……………………………………………

10) ……………………………………………

Meditation

……………………………………………

……………………………………………

……………………………………………

……………………………………………

……………………………………………

……………………………………………

……………………………………………

Special Prayer Requests

……………………………………………

……………………………………………

……………………………………………

……………………………………………

……………………………………………

……………………………………………

……………………………………………

Date: …./…./…..

MON TUE WED THU

FRI SAT SUN

Scriptures

………………………………………………

………………………………………………

………………………………………………

………………………………………………

………………………………………………

Prayer List

1) ………………………………………………

2) ………………………………………………

3) ………………………………………………

4) ………………………………………………

5) ………………………………………………

6) ………………………………………………

7) ………………………………………………

8) ………………………………………………

9) ………………………………………………

10) ………………………………………………

Meditation

………………………………………………..

………………………………………………..

………………………………………………..

………………………………………………..

………………………………………………..

………………………………………………..

………………………………………………..

Special Prayer Requests

………………………………………………..

………………………………………………..

………………………………………………..

………………………………………………..

………………………………………………..

………………………………………………..

………………………………………………..

Date: …./…./…..

MON TUE WED THU

FRI SAT SUN

Scriptures

………………………………………………

………………………………………………

………………………………………………

………………………………………………

………………………………………………

Prayer List

1) ………………………………………………

2) ………………………………………………

3) ………………………………………………

4) ………………………………………………

5) ………………………………………………

6) ………………………………………………

7) ………………………………………………

8) ………………………………………………

9) ………………………………………………

10) ………………………………………………

Meditation

………………………………………………

………………………………………………

………………………………………………

………………………………………………

………………………………………………

………………………………………………

………………………………………………

Special Prayer Requests

………………………………………………

………………………………………………

………………………………………………

………………………………………………

………………………………………………

………………………………………………

………………………………………………

Date: …./…./…..

MON TUE WED THU
FRI SAT SUN

Scriptures

……………………………………………

……………………………………………

……………………………………………

……………………………………………

……………………………………………

Prayer List

1) ……………………………………………

2) ……………………………………………

3) ……………………………………………

4) ……………………………………………

5) ……………………………………………

6) ……………………………………………

7) ……………………………………………

8) ……………………………………………

9) ……………………………………………

10) ……………………………………………

Meditation

……………………………………………

……………………………………………

……………………………………………

……………………………………………

……………………………………………

……………………………………………

……………………………………………

Special Prayer Requests

……………………………………………

……………………………………………

……………………………………………

……………………………………………

……………………………………………

……………………………………………

……………………………………………

Date: …./…./…..

MON TUE WED THU
FRI SAT SUN

Scriptures

……………………………………………

……………………………………………

……………………………………………

……………………………………………

……………………………………………

Prayer List

1) ……………………………………………

2) ……………………………………………

3) ……………………………………………

4) ……………………………………………

5) ……………………………………………

6) ……………………………………………

7) ……………………………………………

8) ……………………………………………

9) ……………………………………………

10) ……………………………………………

Meditation

……………………………………………

……………………………………………

……………………………………………

……………………………………………

……………………………………………

……………………………………………

……………………………………………

Special Prayer Requests

……………………………………………

……………………………………………

……………………………………………

……………………………………………

……………………………………………

……………………………………………

……………………………………………

Date: …./…./…..

MON TUE WED THU

FRI SAT SUN

Scriptures

……………………………………………

……………………………………………

……………………………………………

……………………………………………

……………………………………………

Prayer List

1) ……………………………………………

2) ……………………………………………

3) ……………………………………………

4) ……………………………………………

5) ……………………………………………

6) ……………………………………………

7) ……………………………………………

8) ……………………………………………

9) ……………………………………………

10) ……………………………………………

Meditation

……………………………………………..

……………………………………………..

……………………………………………..

……………………………………………..

……………………………………………..

……………………………………………..

……………………………………………..

Special Prayer Requests

……………………………………………..

……………………………………………..

……………………………………………..

……………………………………………..

……………………………………………..

……………………………………………..

……………………………………………..

Date: …./…./…..

MON TUE WED THU
FRI SAT SUN

Scriptures

……………………………………………

……………………………………………

……………………………………………

……………………………………………

……………………………………………

Prayer List

1) ……………………………………………

2) ……………………………………………

3) ……………………………………………

4) ……………………………………………

5) ……………………………………………

6) ……………………………………………

7) ……………………………………………

8) ……………………………………………

9) ……………………………………………

10) ……………………………………………

Meditation

……………………………………………

……………………………………………

……………………………………………

……………………………………………

……………………………………………

……………………………………………

……………………………………………

Special Prayer Requests

……………………………………………

……………………………………………

……………………………………………

……………………………………………

……………………………………………

……………………………………………

……………………………………………

Date: …./…./…..

MON TUE WED THU
FRI SAT SUN

Scriptures

………………………………………………

………………………………………………

………………………………………………

………………………………………………

………………………………………………

Prayer List

1) ………………………………………………
2) ………………………………………………
3) ………………………………………………
4) ………………………………………………
5) ………………………………………………
6) ………………………………………………
7) ………………………………………………
8) ………………………………………………
9) ………………………………………………
10) ………………………………………………

Meditation

……………………………………………………

……………………………………………………

……………………………………………………

……………………………………………………

……………………………………………………

……………………………………………………

……………………………………………………

Special Prayer Requests

……………………………………………………

……………………………………………………

……………………………………………………

……………………………………………………

……………………………………………………

……………………………………………………

……………………………………………………

Date: …./…./…..

MON TUE WED THU
FRI SAT SUN

Scriptures

……………………………………………

……………………………………………

……………………………………………

……………………………………………

……………………………………………

Prayer List

1) ……………………………………………

2) ……………………………………………

3) ……………………………………………

4) ……………………………………………

5) ……………………………………………

6) ……………………………………………

7) ……………………………………………

8) ……………………………………………

9) ……………………………………………

10) ……………………………………………

Meditation

……………………………………………

……………………………………………

……………………………………………

……………………………………………

……………………………………………

……………………………………………

……………………………………………

Special Prayer Requests

……………………………………………

……………………………………………

……………………………………………

……………………………………………

……………………………………………

……………………………………………

……………………………………………

Date: …./…./…..

MON TUE WED THU

FRI SAT SUN

Scriptures

……………………………………………

……………………………………………

……………………………………………

……………………………………………

……………………………………………

Prayer List

1) ……………………………………………

2) ……………………………………………

3) ……………………………………………

4) ……………………………………………

5) ……………………………………………

6) ……………………………………………

7) ……………………………………………

8) ……………………………………………

9) ……………………………………………

10) ……………………………………………

Meditation

……………………………………………

……………………………………………

……………………………………………

……………………………………………

……………………………………………

……………………………………………

……………………………………………

Special Prayer Requests

……………………………………………

……………………………………………

……………………………………………

……………………………………………

……………………………………………

……………………………………………

……………………………………………

Date: …./…./…..

MON TUE WED THU

FRI SAT SUN

Scriptures

………………………………………………

………………………………………………

………………………………………………

………………………………………………

………………………………………………

Meditation

…………………………………………………..

…………………………………………………..

…………………………………………………..

…………………………………………………..

…………………………………………………..

…………………………………………………..

…………………………………………………..

Prayer List

1) ………………………………………………

2) ………………………………………………

3) ………………………………………………

4) ………………………………………………

5) ………………………………………………

6) ………………………………………………

7) ………………………………………………

8) ………………………………………………

9) ………………………………………………

10) ………………………………………………

Special Prayer Requests

…………………………………………………..

…………………………………………………..

…………………………………………………..

…………………………………………………..

…………………………………………………..

…………………………………………………..

…………………………………………………..

Date: …./…./…..

MON TUE WED THU
FRI SAT SUN

Scriptures

……………………………………………

……………………………………………

……………………………………………

……………………………………………

……………………………………………

Prayer List

1) ……………………………………………

2) ……………………………………………

3) ……………………………………………

4) ……………………………………………

5) ……………………………………………

6) ……………………………………………

7) ……………………………………………

8) ……………………………………………

9) ……………………………………………

10) ……………………………………………

Meditation

……………………………………………

……………………………………………

……………………………………………

……………………………………………

……………………………………………

……………………………………………

……………………………………………

Special Prayer Requests

……………………………………………

……………………………………………

……………………………………………

……………………………………………

……………………………………………

……………………………………………

……………………………………………

Date: …./…./…..

MON TUE WED THU
FRI SAT SUN

Scriptures

……………………………………………

……………………………………………

……………………………………………

……………………………………………

……………………………………………

Prayer List

1) ……………………………………………

2) ……………………………………………

3) ……………………………………………

4) ……………………………………………

5) ……………………………………………

6) ……………………………………………

7) ……………………………………………

8) ……………………………………………

9) ……………………………………………

10) ……………………………………………

Meditation

……………………………………………

……………………………………………

……………………………………………

……………………………………………

……………………………………………

……………………………………………

……………………………………………

Special Prayer Requests

……………………………………………

……………………………………………

……………………………………………

……………………………………………

……………………………………………

……………………………………………

……………………………………………

Date: …./…./…..

MON TUE WED THU
FRI SAT SUN

Scriptures

…………………………………………….

…………………………………………….

…………………………………………….

…………………………………………….

…………………………………………….

Prayer List

1) ……………………………………………

2) ……………………………………………

3) ……………………………………………

4) ……………………………………………

5) ……………………………………………

6) ……………………………………………

7) ……………………………………………

8) ……………………………………………

9) ……………………………………………

10) ……………………………………………

Meditation

……………………………………………………

……………………………………………………

……………………………………………………

……………………………………………………

……………………………………………………

……………………………………………………

……………………………………………………

Special Prayer Requests

……………………………………………………

……………………………………………………

……………………………………………………

……………………………………………………

……………………………………………………

……………………………………………………

……………………………………………………

Date: …./…./…..

MON TUE WED THU
FRI SAT SUN

Scriptures

………………………………………………

………………………………………………

………………………………………………

………………………………………………

………………………………………………

Prayer List

1) ………………………………………………

2) ………………………………………………

3) ………………………………………………

4) ………………………………………………

5) ………………………………………………

6) ………………………………………………

7) ………………………………………………

8) ………………………………………………

9) ………………………………………………

10) ………………………………………………

Meditation

………………………………………………

………………………………………………

………………………………………………

………………………………………………

………………………………………………

………………………………………………

………………………………………………

Special Prayer Requests

………………………………………………

………………………………………………

………………………………………………

………………………………………………

………………………………………………

………………………………………………

………………………………………………

Date: …./…./…..

MON TUE WED THU
FRI SAT SUN

Scriptures

……………………………………………

……………………………………………

……………………………………………

……………………………………………

……………………………………………

Prayer List

1) ……………………………………………

2) ……………………………………………

3) ……………………………………………

4) ……………………………………………

5) ……………………………………………

6) ……………………………………………

7) ……………………………………………

8) ……………………………………………

9) ……………………………………………

10) ……………………………………………

Meditation

……………………………………………

……………………………………………

……………………………………………

……………………………………………

……………………………………………

……………………………………………

……………………………………………

Special Prayer Requests

……………………………………………

……………………………………………

……………………………………………

……………………………………………

……………………………………………

……………………………………………

……………………………………………

Date: …./…./…..

MON TUE WED THU
FRI SAT SUN

Scriptures

………………………………………………

………………………………………………

………………………………………………

………………………………………………

………………………………………………

Prayer List

1) ………………………………………………

2) ………………………………………………

3) ………………………………………………

4) ………………………………………………

5) ………………………………………………

6) ………………………………………………

7) ………………………………………………

8) ………………………………………………

9) ………………………………………………

10) ………………………………………………

Meditation

………………………………………………

………………………………………………

………………………………………………

………………………………………………

………………………………………………

………………………………………………

………………………………………………

Special Prayer Requests

………………………………………………

………………………………………………

………………………………………………

………………………………………………

………………………………………………

………………………………………………

………………………………………………

Date: …./…./…..

MON TUE WED THU

FRI SAT SUN

Scriptures

……………………………………………

……………………………………………

……………………………………………

……………………………………………

……………………………………………

Prayer List

1) ……………………………………………

2) ……………………………………………

3) ……………………………………………

4) ……………………………………………

5) ……………………………………………

6) ……………………………………………

7) ……………………………………………

8) ……………………………………………

9) ……………………………………………

10) ……………………………………………

Meditation

……………………………………………

……………………………………………

……………………………………………

……………………………………………

……………………………………………

……………………………………………

……………………………………………

Special Prayer Requests

……………………………………………

……………………………………………

……………………………………………

……………………………………………

……………………………………………

……………………………………………

……………………………………………

Date: …./…./…..

MON TUE WED THU

FRI SAT SUN

Scriptures

……………………………………………

……………………………………………

……………………………………………

……………………………………………

……………………………………………

Prayer List

1) ……………………………………………

2) ……………………………………………

3) ……………………………………………

4) ……………………………………………

5) ……………………………………………

6) ……………………………………………

7) ……………………………………………

8) ……………………………………………

9) ……………………………………………

10) ……………………………………………

Meditation

……………………………………………

……………………………………………

……………………………………………

……………………………………………

……………………………………………

……………………………………………

……………………………………………

Special Prayer Requests

……………………………………………

……………………………………………

……………………………………………

……………………………………………

……………………………………………

……………………………………………

……………………………………………

Date: …./…./…..

MON TUE WED THU
FRI SAT SUN

Scriptures

…………………………………………

…………………………………………

…………………………………………

…………………………………………

…………………………………………

Meditation

………………………………………………

………………………………………………

………………………………………………

………………………………………………

………………………………………………

………………………………………………

………………………………………………

Prayer List

1) …………………………………………
2) …………………………………………
3) …………………………………………
4) …………………………………………
5) …………………………………………
6) …………………………………………
7) …………………………………………
8) …………………………………………
9) …………………………………………
10) …………………………………………

Special Prayer Requests

………………………………………………

………………………………………………

………………………………………………

………………………………………………

………………………………………………

………………………………………………

………………………………………………

Date: …./…./…..

MON TUE WED THU

FRI SAT SUN

Scriptures

…………………………………………………

…………………………………………………

…………………………………………………

…………………………………………………

…………………………………………………

Prayer List

1) …………………………………………………

2) …………………………………………………

3) …………………………………………………

4) …………………………………………………

5) …………………………………………………

6) …………………………………………………

7) …………………………………………………

8) …………………………………………………

9) …………………………………………………

10) …………………………………………………

Meditation

…………………………………………………

…………………………………………………

…………………………………………………

…………………………………………………

…………………………………………………

…………………………………………………

…………………………………………………

Special Prayer Requests

…………………………………………………

…………………………………………………

…………………………………………………

…………………………………………………

…………………………………………………

…………………………………………………

…………………………………………………

Date: …./…./…..

MON TUE WED THU
FRI SAT SUN

Scriptures

………………………………………………
………………………………………………
………………………………………………
………………………………………………
………………………………………………

Prayer List

1) ………………………………………………
2) ………………………………………………
3) ………………………………………………
4) ………………………………………………
5) ………………………………………………
6) ………………………………………………
7) ………………………………………………
8) ………………………………………………
9) ………………………………………………
10) ………………………………………………

Meditation

………………………………………………
………………………………………………
………………………………………………
………………………………………………
………………………………………………
………………………………………………
………………………………………………

Special Prayer Requests

………………………………………………
………………………………………………
………………………………………………
………………………………………………
………………………………………………
………………………………………………
………………………………………………

Date: …./…./…..

MON TUE WED THU
FRI SAT SUN

Scriptures

……………………………………………

……………………………………………

……………………………………………

……………………………………………

……………………………………………

Prayer List

1) ……………………………………………
2) ……………………………………………
3) ……………………………………………
4) ……………………………………………
5) ……………………………………………
6) ……………………………………………
7) ……………………………………………
8) ……………………………………………
9) ……………………………………………
10) ……………………………………………

Meditation

……………………………………………

……………………………………………

……………………………………………

……………………………………………

……………………………………………

……………………………………………

……………………………………………

Special Prayer Requests

……………………………………………

……………………………………………

……………………………………………

……………………………………………

……………………………………………

……………………………………………

……………………………………………

Date: …./…./…..

MON TUE WED THU
FRI SAT SUN

Scriptures

………………………………………………

………………………………………………

………………………………………………

………………………………………………

………………………………………………

Prayer List

1) ………………………………………………

2) ………………………………………………

3) ………………………………………………

4) ………………………………………………

5) ………………………………………………

6) ………………………………………………

7) ………………………………………………

8) ………………………………………………

9) ………………………………………………

10) ………………………………………………

Meditation

………………………………………………

………………………………………………

………………………………………………

………………………………………………

………………………………………………

………………………………………………

………………………………………………

Special Prayer Requests

………………………………………………

………………………………………………

………………………………………………

………………………………………………

………………………………………………

………………………………………………

………………………………………………

Date: …./…./…..

MON TUE WED THU

FRI SAT SUN

Prayer List

1) ………………………………………………

2) ………………………………………………

3) ………………………………………………

4) ………………………………………………

5) ………………………………………………

6) ………………………………………………

7) ………………………………………………

8) ………………………………………………

9) ………………………………………………

10) ………………………………………………

Scriptures

………………………………………………

………………………………………………

………………………………………………

………………………………………………

………………………………………………

Meditation

………………………………………………

………………………………………………

………………………………………………

………………………………………………

………………………………………………

………………………………………………

………………………………………………

Special Prayer Requests

………………………………………………

………………………………………………

………………………………………………

………………………………………………

………………………………………………

………………………………………………

………………………………………………

Date: …./…./…..

MON TUE WED THU
FRI SAT SUN

Scriptures

……………………………………………

……………………………………………

……………………………………………

……………………………………………

……………………………………………

Prayer List

1) ……………………………………………

2) ……………………………………………

3) ……………………………………………

4) ……………………………………………

5) ……………………………………………

6) ……………………………………………

7) ……………………………………………

8) ……………………………………………

9) ……………………………………………

10) ……………………………………………

Meditation

……………………………………………

……………………………………………

……………………………………………

……………………………………………

……………………………………………

……………………………………………

……………………………………………

Special Prayer Requests

……………………………………………

……………………………………………

……………………………………………

……………………………………………

……………………………………………

……………………………………………

……………………………………………

Date: …./…./…..

MON TUE WED THU

FRI SAT SUN

Scriptures

……………………………………………

……………………………………………

……………………………………………

……………………………………………

……………………………………………

Prayer List

1) ……………………………………………

2) ……………………………………………

3) ……………………………………………

4) ……………………………………………

5) ……………………………………………

6) ……………………………………………

7) ……………………………………………

8) ……………………………………………

9) ……………………………………………

10) ……………………………………………

Meditation

………………………………………………..

………………………………………………..

………………………………………………..

………………………………………………..

………………………………………………..

………………………………………………..

………………………………………………..

Special Prayer Requests

………………………………………………..

………………………………………………..

………………………………………………..

………………………………………………..

………………………………………………..

………………………………………………..

………………………………………………..

Date: …./…./…..

MON TUE WED THU

FRI SAT SUN

Scriptures

…………………………………………

…………………………………………

…………………………………………

…………………………………………

…………………………………………

Prayer List

1) …………………………………………

2) …………………………………………

3) …………………………………………

4) …………………………………………

5) …………………………………………

6) …………………………………………

7) …………………………………………

8) …………………………………………

9) …………………………………………

10) …………………………………………

Meditation

……………………………………………

……………………………………………

……………………………………………

……………………………………………

……………………………………………

……………………………………………

……………………………………………

Special Prayer Requests

……………………………………………

……………………………………………

……………………………………………

……………………………………………

……………………………………………

……………………………………………

……………………………………………

Date: …./…./…..

MON TUE WED THU

FRI SAT SUN

Scriptures

………………………………………………

………………………………………………

………………………………………………

………………………………………………

………………………………………………

Prayer List

1) ………………………………………………

2) ………………………………………………

3) ………………………………………………

4) ………………………………………………

5) ………………………………………………

6) ………………………………………………

7) ………………………………………………

8) ………………………………………………

9) ………………………………………………

10) ………………………………………………

Meditation

………………………………………………

………………………………………………

………………………………………………

………………………………………………

………………………………………………

………………………………………………

………………………………………………

Special Prayer Requests

………………………………………………

………………………………………………

………………………………………………

………………………………………………

………………………………………………

………………………………………………

………………………………………………

Date: …./…./…..

MON TUE WED THU
FRI SAT SUN

Scriptures

……………………………………………

……………………………………………

……………………………………………

……………………………………………

……………………………………………

Prayer List

1) ……………………………………………

2) ……………………………………………

3) ……………………………………………

4) ……………………………………………

5) ……………………………………………

6) ……………………………………………

7) ……………………………………………

8) ……………………………………………

9) ……………………………………………

10) ……………………………………………

Meditation

……………………………………………

……………………………………………

……………………………………………

……………………………………………

……………………………………………

……………………………………………

……………………………………………

Special Prayer Requests

……………………………………………

……………………………………………

……………………………………………

……………………………………………

……………………………………………

……………………………………………

……………………………………………

Date: …./…./…..

MON TUE WED THU

FRI SAT SUN

Prayer List

1) ……………………………………………

2) ……………………………………………

3) ……………………………………………

4) ……………………………………………

5) ……………………………………………

6) ……………………………………………

7) ……………………………………………

8) ……………………………………………

9) ……………………………………………

10) ……………………………………………

Scriptures

……………………………………………

……………………………………………

……………………………………………

……………………………………………

……………………………………………

Meditation

……………………………………………..

……………………………………………..

……………………………………………..

……………………………………………..

……………………………………………..

……………………………………………..

……………………………………………..

Special Prayer Requests

……………………………………………..

……………………………………………..

……………………………………………..

……………………………………………..

……………………………………………..

……………………………………………..

……………………………………………..

Date: …./…./…..

MON TUE WED THU

FRI SAT SUN

Scriptures

………………………………………………

………………………………………………

………………………………………………

………………………………………………

………………………………………………

Prayer List

1) ………………………………………………

2) ………………………………………………

3) ………………………………………………

4) ………………………………………………

5) ………………………………………………

6) ………………………………………………

7) ………………………………………………

8) ………………………………………………

9) ………………………………………………

10) ………………………………………………

Meditation

………………………………………………………

………………………………………………………

………………………………………………………

………………………………………………………

………………………………………………………

………………………………………………………

………………………………………………………

Special Prayer Requests

………………………………………………………

………………………………………………………

………………………………………………………

………………………………………………………

………………………………………………………

………………………………………………………

………………………………………………………

Date: …./…./…..

MON TUE WED THU
FRI SAT SUN

Scriptures

……………………………………………

……………………………………………

……………………………………………

……………………………………………

……………………………………………

Prayer List

1) ……………………………………………

2) ……………………………………………

3) ……………………………………………

4) ……………………………………………

5) ……………………………………………

6) ……………………………………………

7) ……………………………………………

8) ……………………………………………

9) ……………………………………………

10) ……………………………………………

Meditation

……………………………………………

……………………………………………

……………………………………………

……………………………………………

……………………………………………

……………………………………………

……………………………………………

Special Prayer Requests

……………………………………………

……………………………………………

……………………………………………

……………………………………………

……………………………………………

……………………………………………

……………………………………………

Date: …./…./…..

MON TUE WED THU
FRI SAT SUN

Scriptures

…………………………………………

…………………………………………

…………………………………………

…………………………………………

…………………………………………

Prayer List

1) …………………………………………

2) …………………………………………

3) …………………………………………

4) …………………………………………

5) …………………………………………

6) …………………………………………

7) …………………………………………

8) …………………………………………

9) …………………………………………

10) …………………………………………

Meditation

……………………………………………

……………………………………………

……………………………………………

……………………………………………

……………………………………………

……………………………………………

……………………………………………

Special Prayer Requests

……………………………………………

……………………………………………

……………………………………………

……………………………………………

……………………………………………

……………………………………………

……………………………………………

Date: …./…./…..

MON TUE WED THU
FRI SAT SUN

Scriptures

…………………………………………

…………………………………………

…………………………………………

…………………………………………

…………………………………………

Prayer List

1) …………………………………………

2) …………………………………………

3) …………………………………………

4) …………………………………………

5) …………………………………………

6) …………………………………………

7) …………………………………………

8) …………………………………………

9) …………………………………………

10) …………………………………………

Meditation

…………………………………………

…………………………………………

…………………………………………

…………………………………………

…………………………………………

…………………………………………

…………………………………………

Special Prayer Requests

…………………………………………

…………………………………………

…………………………………………

…………………………………………

…………………………………………

…………………………………………

…………………………………………

Date: …./…./…..

MON TUE WED THU

FRI SAT SUN

Scriptures

…………………………………………………

…………………………………………………

…………………………………………………

…………………………………………………

…………………………………………………

Prayer List

1) …………………………………………………

2) …………………………………………………

3) …………………………………………………

4) …………………………………………………

5) …………………………………………………

6) …………………………………………………

7) …………………………………………………

8) …………………………………………………

9) …………………………………………………

10) …………………………………………………

Meditation

…………………………………………………

…………………………………………………

…………………………………………………

…………………………………………………

…………………………………………………

…………………………………………………

…………………………………………………

Special Prayer Requests

…………………………………………………

…………………………………………………

…………………………………………………

…………………………………………………

…………………………………………………

…………………………………………………

…………………………………………………

Date: …./…./…..

MON TUE WED THU

FRI SAT SUN

Scriptures

…………………………………………

…………………………………………

…………………………………………

…………………………………………

…………………………………………

Prayer List

1) …………………………………………

2) …………………………………………

3) …………………………………………

4) …………………………………………

5) …………………………………………

6) …………………………………………

7) …………………………………………

8) …………………………………………

9) …………………………………………

10) …………………………………………

Meditation

…………………………………………

…………………………………………

…………………………………………

…………………………………………

…………………………………………

…………………………………………

…………………………………………

Special Prayer Requests

…………………………………………

…………………………………………

…………………………………………

…………………………………………

…………………………………………

…………………………………………

…………………………………………

Date: …./…./…..

MON TUE WED THU
FRI SAT SUN

Scriptures

……………………………………………

……………………………………………

……………………………………………

……………………………………………

……………………………………………

Prayer List

1) ……………………………………………

2) ……………………………………………

3) ……………………………………………

4) ……………………………………………

5) ……………………………………………

6) ……………………………………………

7) ……………………………………………

8) ……………………………………………

9) ……………………………………………

10) ……………………………………………

Meditation

……………………………………………

……………………………………………

……………………………………………

……………………………………………

……………………………………………

……………………………………………

……………………………………………

Special Prayer Requests

……………………………………………

……………………………………………

……………………………………………

……………………………………………

……………………………………………

……………………………………………

……………………………………………

Date: …./…./…..

MON TUE WED THU
FRI SAT SUN

Scriptures

…………………………………………

…………………………………………

…………………………………………

…………………………………………

…………………………………………

Prayer List

1) …………………………………………

2) …………………………………………

3) …………………………………………

4) …………………………………………

5) …………………………………………

6) …………………………………………

7) …………………………………………

8) …………………………………………

9) …………………………………………

10) …………………………………………

Meditation

…………………………………………

…………………………………………

…………………………………………

…………………………………………

…………………………………………

…………………………………………

…………………………………………

Special Prayer Requests

…………………………………………

…………………………………………

…………………………………………

…………………………………………

…………………………………………

…………………………………………

…………………………………………

Date: …./…./…..

MON TUE WED THU
FRI SAT SUN

Prayer List

1) ……………………………………………

2) ……………………………………………

3) ……………………………………………

4) ……………………………………………

5) ……………………………………………

6) ……………………………………………

7) ……………………………………………

8) ……………………………………………

9) ……………………………………………

10) ……………………………………………

Scriptures

……………………………………………

……………………………………………

……………………………………………

……………………………………………

……………………………………………

Meditation

……………………………………………

……………………………………………

……………………………………………

……………………………………………

……………………………………………

……………………………………………

……………………………………………

Special Prayer Requests

……………………………………………

……………………………………………

……………………………………………

……………………………………………

……………………………………………

……………………………………………

……………………………………………

Date: …./…./…..

MON TUE WED THU
FRI SAT SUN

Scriptures

……………………………………………

……………………………………………

……………………………………………

……………………………………………

……………………………………………

Meditation

………………………………………………..

………………………………………………..

………………………………………………..

………………………………………………..

………………………………………………..

………………………………………………..

………………………………………………..

Prayer List

1) ……………………………………………

2) ……………………………………………

3) ……………………………………………

4) ……………………………………………

5) ……………………………………………

6) ……………………………………………

7) ……………………………………………

8) ……………………………………………

9) ……………………………………………

10) ……………………………………………

Special Prayer Requests

……………………………………………..

……………………………………………..

……………………………………………..

……………………………………………..

……………………………………………..

……………………………………………..

……………………………………………..

Date: …./…./…..

MON TUE WED THU

FRI SAT SUN

Scriptures

……………………………………………

……………………………………………

……………………………………………

……………………………………………

……………………………………………

Prayer List

1) ……………………………………………

2) ……………………………………………

3) ……………………………………………

4) ……………………………………………

5) ……………………………………………

6) ……………………………………………

7) ……………………………………………

8) ……………………………………………

9) ……………………………………………

10) ……………………………………………

Meditation

……………………………………………

……………………………………………

……………………………………………

……………………………………………

……………………………………………

……………………………………………

……………………………………………

Special Prayer Requests

……………………………………………

……………………………………………

……………………………………………

……………………………………………

……………………………………………

……………………………………………

……………………………………………

Date: …./…./…..

MON TUE WED THU FRI SAT SUN

Prayer List

1) ……………………………………………

2) ……………………………………………

3) ……………………………………………

4) ……………………………………………

5) ……………………………………………

6) ……………………………………………

7) ……………………………………………

8) ……………………………………………

9) ……………………………………………

10) ……………………………………………

Scriptures

……………………………………………

……………………………………………

……………………………………………

……………………………………………

……………………………………………

Meditation

……………………………………………

……………………………………………

……………………………………………

……………………………………………

……………………………………………

……………………………………………

……………………………………………

Special Prayer Requests

……………………………………………

……………………………………………

……………………………………………

……………………………………………

……………………………………………

……………………………………………

……………………………………………

Date: …./…./…..

MON TUE WED THU

FRI SAT SUN

Scriptures

……………………………………………

……………………………………………

……………………………………………

……………………………………………

……………………………………………

Prayer List

1) ……………………………………………

2) ……………………………………………

3) ……………………………………………

4) ……………………………………………

5) ……………………………………………

6) ……………………………………………

7) ……………………………………………

8) ……………………………………………

9) ……………………………………………

10) ……………………………………………

Meditation

……………………………………………

……………………………………………

……………………………………………

……………………………………………

……………………………………………

……………………………………………

……………………………………………

Special Prayer Requests

……………………………………………

……………………………………………

……………………………………………

……………………………………………

……………………………………………

……………………………………………

……………………………………………

Date: …./…./…..

MON TUE WED THU
FRI SAT SUN

Scriptures

……………………………………………

……………………………………………

……………………………………………

……………………………………………

……………………………………………

Prayer List

1) ……………………………………………

2) ……………………………………………

3) ……………………………………………

4) ……………………………………………

5) ……………………………………………

6) ……………………………………………

7) ……………………………………………

8) ……………………………………………

9) ……………………………………………

10) ……………………………………………

Meditation

……………………………………………

……………………………………………

……………………………………………

……………………………………………

……………………………………………

……………………………………………

……………………………………………

Special Prayer Requests

……………………………………………

……………………………………………

……………………………………………

……………………………………………

……………………………………………

……………………………………………

……………………………………………

Date: …./…./…..

MON TUE WED THU

FRI SAT SUN

Scriptures

……………………………………………

……………………………………………

……………………………………………

……………………………………………

……………………………………………

Prayer List

1) ……………………………………………

2) ……………………………………………

3) ……………………………………………

4) ……………………………………………

5) ……………………………………………

6) ……………………………………………

7) ……………………………………………

8) ……………………………………………

9) ……………………………………………

10) ……………………………………………

Meditation

……………………………………………

……………………………………………

……………………………………………

……………………………………………

……………………………………………

……………………………………………

……………………………………………

Special Prayer Requests

……………………………………………

……………………………………………

……………………………………………

……………………………………………

……………………………………………

……………………………………………

……………………………………………

Date: …./…./…..

MON TUE WED THU

FRI SAT SUN

Scriptures

……………………………………………

……………………………………………

……………………………………………

……………………………………………

……………………………………………

Meditation

……………………………………………..

……………………………………………..

……………………………………………..

……………………………………………..

……………………………………………..

……………………………………………..

……………………………………………..

Prayer List

1) ……………………………………………

2) ……………………………………………

3) ……………………………………………

4) ……………………………………………

5) ……………………………………………

6) ……………………………………………

7) ……………………………………………

8) ……………………………………………

9) ……………………………………………

10) ……………………………………………

Special Prayer Requests

……………………………………………..

……………………………………………..

……………………………………………..

……………………………………………..

……………………………………………..

……………………………………………..

……………………………………………..

Date: …./…./…..

MON TUE WED THU

FRI SAT SUN

Scriptures

………………………………………………

………………………………………………

………………………………………………

………………………………………………

………………………………………………

Prayer List

1) ………………………………………………

2) ………………………………………………

3) ………………………………………………

4) ………………………………………………

5) ………………………………………………

6) ………………………………………………

7) ………………………………………………

8) ………………………………………………

9) ………………………………………………

10) ………………………………………………

Meditation

………………………………………………

………………………………………………

………………………………………………

………………………………………………

………………………………………………

………………………………………………

………………………………………………

Special Prayer Requests

………………………………………………

………………………………………………

………………………………………………

………………………………………………

………………………………………………

………………………………………………

………………………………………………

Date: …./…./…..

MON TUE WED THU
FRI SAT SUN

Scriptures

………………………………………………

………………………………………………

………………………………………………

………………………………………………

………………………………………………

Prayer List

1) ………………………………………………

2) ………………………………………………

3) ………………………………………………

4) ………………………………………………

5) ………………………………………………

6) ………………………………………………

7) ………………………………………………

8) ………………………………………………

9) ………………………………………………

10) ………………………………………………

Meditation

………………………………………………

………………………………………………

………………………………………………

………………………………………………

………………………………………………

………………………………………………

………………………………………………

Special Prayer Requests

………………………………………………

………………………………………………

………………………………………………

………………………………………………

………………………………………………

………………………………………………

………………………………………………

Date: …./…./…..

MON TUE WED THU
FRI SAT SUN

Scriptures

……………………………………………

……………………………………………

……………………………………………

……………………………………………

……………………………………………

Prayer List

1) ……………………………………………

2) ……………………………………………

3) ……………………………………………

4) ……………………………………………

5) ……………………………………………

6) ……………………………………………

7) ……………………………………………

8) ……………………………………………

9) ……………………………………………

10) ……………………………………………

Meditation

……………………………………………

……………………………………………

……………………………………………

……………………………………………

……………………………………………

……………………………………………

……………………………………………

Special Prayer Requests

……………………………………………

……………………………………………

……………………………………………

……………………………………………

……………………………………………

……………………………………………

……………………………………………

Date: …./…./…..

MON TUE WED THU
FRI SAT SUN

Scriptures

……………………………………………
……………………………………………
……………………………………………
……………………………………………
……………………………………………

Prayer List

1) ……………………………………………
2) ……………………………………………
3) ……………………………………………
4) ……………………………………………
5) ……………………………………………
6) ……………………………………………
7) ……………………………………………
8) ……………………………………………
9) ……………………………………………
10) ……………………………………………

Meditation

……………………………………………
……………………………………………
……………………………………………
……………………………………………
……………………………………………
……………………………………………
……………………………………………

Special Prayer Requests

……………………………………………
……………………………………………
……………………………………………
……………………………………………
……………………………………………
……………………………………………
……………………………………………

Date: …./…./…..

MON TUE WED THU
FRI SAT SUN

Scriptures

……………………………………………

……………………………………………

……………………………………………

……………………………………………

……………………………………………

Prayer List

1) ……………………………………………

2) ……………………………………………

3) ……………………………………………

4) ……………………………………………

5) ……………………………………………

6) ……………………………………………

7) ……………………………………………

8) ……………………………………………

9) ……………………………………………

10) ……………………………………………

Meditation

……………………………………………

……………………………………………

……………………………………………

……………………………………………

……………………………………………

……………………………………………

……………………………………………

Special Prayer Requests

……………………………………………

……………………………………………

……………………………………………

……………………………………………

……………………………………………

……………………………………………

……………………………………………

Date: …./…./…..

MON TUE WED THU
FRI SAT SUN

Scriptures

……………………………………………

……………………………………………

……………………………………………

……………………………………………

……………………………………………

Prayer List

1) ……………………………………………

2) ……………………………………………

3) ……………………………………………

4) ……………………………………………

5) ……………………………………………

6) ……………………………………………

7) ……………………………………………

8) ……………………………………………

9) ……………………………………………

10) ……………………………………………

Meditation

……………………………………………

……………………………………………

……………………………………………

……………………………………………

……………………………………………

……………………………………………

……………………………………………

Special Prayer Requests

……………………………………………

……………………………………………

……………………………………………

……………………………………………

……………………………………………

……………………………………………

……………………………………………

Date: …./…./…..

MON TUE WED THU

FRI SAT SUN

Scriptures

…………………………………………

…………………………………………

…………………………………………

…………………………………………

…………………………………………

Prayer List

1) …………………………………………

2) …………………………………………

3) …………………………………………

4) …………………………………………

5) …………………………………………

6) …………………………………………

7) …………………………………………

8) …………………………………………

9) …………………………………………

10) …………………………………………

Meditation

…………………………………………

…………………………………………

…………………………………………

…………………………………………

…………………………………………

…………………………………………

…………………………………………

Special Prayer Requests

…………………………………………

…………………………………………

…………………………………………

…………………………………………

…………………………………………

…………………………………………

…………………………………………

Date: …./…./…..

MON TUE WED THU
FRI SAT SUN

Scriptures

………………………………………………

………………………………………………

………………………………………………

………………………………………………

………………………………………………

Meditation

…………………………………………………..

…………………………………………………..

…………………………………………………..

…………………………………………………..

…………………………………………………..

…………………………………………………..

…………………………………………………..

Prayer List

1) ………………………………………………

2) ………………………………………………

3) ………………………………………………

4) ………………………………………………

5) ………………………………………………

6) ………………………………………………

7) ………………………………………………

8) ………………………………………………

9) ………………………………………………

10) ………………………………………………

Special Prayer Requests

…………………………………………………..

…………………………………………………..

…………………………………………………..

…………………………………………………..

…………………………………………………..

…………………………………………………..

…………………………………………………..

Date: …./…./…..

MON TUE WED THU
FRI SAT SUN

Scriptures

…………………………………………………
…………………………………………………
…………………………………………………
…………………………………………………
…………………………………………………

Prayer List

1) ………………………………………………
2) ………………………………………………
3) ………………………………………………
4) ………………………………………………
5) ………………………………………………
6) ………………………………………………
7) ………………………………………………
8) ………………………………………………
9) ………………………………………………
10) ………………………………………………

Meditation

……………………………………………………
……………………………………………………
……………………………………………………
……………………………………………………
……………………………………………………
……………………………………………………
……………………………………………………

Special Prayer Requests

……………………………………………………
……………………………………………………
……………………………………………………
……………………………………………………
……………………………………………………
……………………………………………………
……………………………………………………

Date: …./…./…..

MON TUE WED THU
FRI SAT SUN

Scriptures

…………………………………………

…………………………………………

…………………………………………

…………………………………………

…………………………………………

Prayer List

1) …………………………………………

2) …………………………………………

3) …………………………………………

4) …………………………………………

5) …………………………………………

6) …………………………………………

7) …………………………………………

8) …………………………………………

9) …………………………………………

10) …………………………………………

Meditation

…………………………………………

…………………………………………

…………………………………………

…………………………………………

…………………………………………

…………………………………………

…………………………………………

Special Prayer Requests

…………………………………………

…………………………………………

…………………………………………

…………………………………………

…………………………………………

…………………………………………

…………………………………………

Date: …./…./…..

MON TUE WED THU
FRI SAT SUN

Scriptures

………………………………………………
………………………………………………
………………………………………………
………………………………………………
………………………………………………

Prayer List

1) ………………………………………………
2) ………………………………………………
3) ………………………………………………
4) ………………………………………………
5) ………………………………………………
6) ………………………………………………
7) ………………………………………………
8) ………………………………………………
9) ………………………………………………
10) ………………………………………………

Meditation

………………………………………………
………………………………………………
………………………………………………
………………………………………………
………………………………………………
………………………………………………
………………………………………………

Special Prayer Requests

………………………………………………
………………………………………………
………………………………………………
………………………………………………
………………………………………………
………………………………………………
………………………………………………

Date: …./…./…..

MON TUE WED THU

FRI SAT SUN

Scriptures

……………………………………………

……………………………………………

……………………………………………

……………………………………………

……………………………………………

Meditation

……………………………………………..

……………………………………………..

……………………………………………..

……………………………………………..

……………………………………………..

……………………………………………..

……………………………………………..

Prayer List

1) ……………………………………………

2) ……………………………………………

3) ……………………………………………

4) ……………………………………………

5) ……………………………………………

6) ……………………………………………

7) ……………………………………………

8) ……………………………………………

9) ……………………………………………

10) ……………………………………………

Special Prayer Requests

……………………………………………..

……………………………………………..

……………………………………………..

……………………………………………..

……………………………………………..

……………………………………………..

……………………………………………..

Date: …./…./…..

MON TUE WED THU
FRI SAT SUN

Scriptures

……………………………………………

……………………………………………

……………………………………………

……………………………………………

……………………………………………

Prayer List

1) ……………………………………………

2) ……………………………………………

3) ……………………………………………

4) ……………………………………………

5) ……………………………………………

6) ……………………………………………

7) ……………………………………………

8) ……………………………………………

9) ……………………………………………

10) ……………………………………………

Meditation

……………………………………………

……………………………………………

……………………………………………

……………………………………………

……………………………………………

……………………………………………

……………………………………………

Special Prayer Requests

……………………………………………

……………………………………………

……………………………………………

……………………………………………

……………………………………………

……………………………………………

……………………………………………

Date: …./…./…..

MON TUE WED THU
FRI SAT SUN

Scriptures

………………………………………………

………………………………………………

………………………………………………

………………………………………………

………………………………………………

Prayer List

1) ………………………………………………

2) ………………………………………………

3) ………………………………………………

4) ………………………………………………

5) ………………………………………………

6) ………………………………………………

7) ………………………………………………

8) ………………………………………………

9) ………………………………………………

10) ………………………………………………

Meditation

………………………………………………

………………………………………………

………………………………………………

………………………………………………

………………………………………………

………………………………………………

………………………………………………

Special Prayer Requests

………………………………………………

………………………………………………

………………………………………………

………………………………………………

………………………………………………

………………………………………………

………………………………………………

Date: …./…./…..

MON TUE WED THU FRI SAT SUN

Scriptures

…………………………………………

…………………………………………

…………………………………………

…………………………………………

…………………………………………

Prayer List

1) ……………………………………………

2) ……………………………………………

3) ……………………………………………

4) ……………………………………………

5) ……………………………………………

6) ……………………………………………

7) ……………………………………………

8) ……………………………………………

9) ……………………………………………

10) ……………………………………………

Meditation

……………………………………………

……………………………………………

……………………………………………

……………………………………………

……………………………………………

……………………………………………

……………………………………………

Special Prayer Requests

……………………………………………

……………………………………………

……………………………………………

……………………………………………

……………………………………………

……………………………………………

……………………………………………

Date: …./…./…..

MON TUE WED THU
FRI SAT SUN

Scriptures

………………………………………………

………………………………………………

………………………………………………

………………………………………………

………………………………………………

Prayer List

1) ………………………………………………

2) ………………………………………………

3) ………………………………………………

4) ………………………………………………

5) ………………………………………………

6) ………………………………………………

7) ………………………………………………

8) ………………………………………………

9) ………………………………………………

10) ………………………………………………

Meditation

………………………………………………

………………………………………………

………………………………………………

………………………………………………

………………………………………………

………………………………………………

………………………………………………

Special Prayer Requests

………………………………………………

………………………………………………

………………………………………………

………………………………………………

………………………………………………

………………………………………………

………………………………………………

Date: …./…./…..

MON TUE WED THU
FRI SAT SUN

Scriptures

……………………………………………

……………………………………………

……………………………………………

……………………………………………

……………………………………………

Prayer List

1) ……………………………………………

2) ……………………………………………

3) ……………………………………………

4) ……………………………………………

5) ……………………………………………

6) ……………………………………………

7) ……………………………………………

8) ……………………………………………

9) ……………………………………………

10) ……………………………………………

Meditation

……………………………………………

……………………………………………

……………………………………………

……………………………………………

……………………………………………

……………………………………………

……………………………………………

Special Prayer Requests

……………………………………………

……………………………………………

……………………………………………

……………………………………………

……………………………………………

……………………………………………

……………………………………………

Date: …./…./…..

MON TUE WED THU
FRI SAT SUN

Scriptures

………………………………………………

………………………………………………

………………………………………………

………………………………………………

………………………………………………

Prayer List

1) ………………………………………………

2) ………………………………………………

3) ………………………………………………

4) ………………………………………………

5) ………………………………………………

6) ………………………………………………

7) ………………………………………………

8) ………………………………………………

9) ………………………………………………

10) ………………………………………………

Meditation

………………………………………………

………………………………………………

………………………………………………

………………………………………………

………………………………………………

………………………………………………

………………………………………………

Special Prayer Requests

………………………………………………

………………………………………………

………………………………………………

………………………………………………

………………………………………………

………………………………………………

………………………………………………

Date: …./…./…..

MON TUE WED THU
FRI SAT SUN

Prayer List

1) ……………………………………………

2) ……………………………………………

3) ……………………………………………

4) ……………………………………………

5) ……………………………………………

6) ……………………………………………

7) ……………………………………………

8) ……………………………………………

9) ……………………………………………

10) ……………………………………………

Scriptures

……………………………………………

……………………………………………

……………………………………………

……………………………………………

……………………………………………

Meditation

……………………………………………

……………………………………………

……………………………………………

……………………………………………

……………………………………………

……………………………………………

……………………………………………

Special Prayer Requests

……………………………………………

……………………………………………

……………………………………………

……………………………………………

……………………………………………

……………………………………………

……………………………………………

Date: …./…./…..

MON TUE WED THU
FRI SAT SUN

Scriptures

………………………………………………

………………………………………………

………………………………………………

………………………………………………

………………………………………………

Meditation

…………………………………………………..

…………………………………………………..

…………………………………………………..

…………………………………………………..

…………………………………………………..

…………………………………………………..

…………………………………………………..

Prayer List

1) ………………………………………………

2) ………………………………………………

3) ………………………………………………

4) ………………………………………………

5) ………………………………………………

6) ………………………………………………

7) ………………………………………………

8) ………………………………………………

9) ………………………………………………

10) ………………………………………………

Special Prayer Requests

…………………………………………………..

…………………………………………………..

…………………………………………………..

…………………………………………………..

…………………………………………………..

…………………………………………………..

…………………………………………………..

Date: …./…./…..

MON TUE WED THU

FRI SAT SUN

Scriptures

……………………………………………

……………………………………………

……………………………………………

……………………………………………

……………………………………………

Prayer List

1) ……………………………………………

2) ……………………………………………

3) ……………………………………………

4) ……………………………………………

5) ……………………………………………

6) ……………………………………………

7) ……………………………………………

8) ……………………………………………

9) ……………………………………………

10) ……………………………………………

Meditation

……………………………………………

……………………………………………

……………………………………………

……………………………………………

……………………………………………

……………………………………………

……………………………………………

Special Prayer Requests

……………………………………………

……………………………………………

……………………………………………

……………………………………………

……………………………………………

……………………………………………

……………………………………………

Date: …./…./…..

MON TUE WED THU

FRI SAT SUN

Scriptures

………………………………………………

………………………………………………

………………………………………………

………………………………………………

………………………………………………

Prayer List

1) ………………………………………………

2) ………………………………………………

3) ………………………………………………

4) ………………………………………………

5) ………………………………………………

6) ………………………………………………

7) ………………………………………………

8) ………………………………………………

9) ………………………………………………

10) ………………………………………………

Meditation

………………………………………………

………………………………………………

………………………………………………

………………………………………………

………………………………………………

………………………………………………

………………………………………………

Special Prayer Requests

………………………………………………

………………………………………………

………………………………………………

………………………………………………

………………………………………………

………………………………………………

………………………………………………

Date: …./…./…..

MON TUE WED THU
FRI SAT SUN

Prayer List

1) ……………………………………………

2) ……………………………………………

3) ……………………………………………

4) ……………………………………………

5) ……………………………………………

6) ……………………………………………

7) ……………………………………………

8) ……………………………………………

9) ……………………………………………

10) ……………………………………………

Scriptures

……………………………………………

……………………………………………

……………………………………………

……………………………………………

……………………………………………

Meditation

………………………………………………

………………………………………………

………………………………………………

………………………………………………

………………………………………………

………………………………………………

………………………………………………

Special Prayer Requests

………………………………………………

………………………………………………

………………………………………………

………………………………………………

………………………………………………

………………………………………………

………………………………………………

Date: …./…./…..

MON TUE WED THU
FRI SAT SUN

Scriptures

……………………………………………

……………………………………………

……………………………………………

……………………………………………

……………………………………………

Meditation

………………………………………………..

………………………………………………..

………………………………………………..

………………………………………………..

………………………………………………..

………………………………………………..

………………………………………………..

Prayer List

1) ……………………………………………

2) ……………………………………………

3) ……………………………………………

4) ……………………………………………

5) ……………………………………………

6) ……………………………………………

7) ……………………………………………

8) ……………………………………………

9) ……………………………………………

10) ……………………………………………

Special Prayer Requests

………………………………………………..

………………………………………………..

………………………………………………..

………………………………………………..

………………………………………………..

………………………………………………..

………………………………………………..

Date: …./…./…..

MON TUE WED THU

FRI SAT SUN

Scriptures

……………………………………………………

……………………………………………………

……………………………………………………

……………………………………………………

……………………………………………………

Prayer List

1) ……………………………………………………

2) ……………………………………………………

3) ……………………………………………………

4) ……………………………………………………

5) ……………………………………………………

6) ……………………………………………………

7) ……………………………………………………

8) ……………………………………………………

9) ……………………………………………………

10) ……………………………………………………

Meditation

……………………………………………………

……………………………………………………

……………………………………………………

……………………………………………………

……………………………………………………

……………………………………………………

……………………………………………………

Special Prayer Requests

……………………………………………………

……………………………………………………

……………………………………………………

……………………………………………………

……………………………………………………

……………………………………………………

……………………………………………………

Date: …./…./…..

MON TUE WED THU
FRI SAT SUN

Scriptures

………………………………………………

………………………………………………

………………………………………………

………………………………………………

………………………………………………

Prayer List

1) ………………………………………………

2) ………………………………………………

3) ………………………………………………

4) ………………………………………………

5) ………………………………………………

6) ………………………………………………

7) ………………………………………………

8) ………………………………………………

9) ………………………………………………

10) ………………………………………………

Meditation

………………………………………………

………………………………………………

………………………………………………

………………………………………………

………………………………………………

………………………………………………

………………………………………………

Special Prayer Requests

………………………………………………

………………………………………………

………………………………………………

………………………………………………

………………………………………………

………………………………………………

………………………………………………

Date: …./…./…..

MON TUE WED THU

FRI SAT SUN

Scriptures

…………………………………………

…………………………………………

…………………………………………

…………………………………………

…………………………………………

Meditation

……………………………………………..

……………………………………………..

……………………………………………..

……………………………………………..

……………………………………………..

……………………………………………..

……………………………………………..

Prayer List

1) ……………………………………………

2) ……………………………………………

3) ……………………………………………

4) ……………………………………………

5) ……………………………………………

6) ……………………………………………

7) ……………………………………………

8) ……………………………………………

9) ……………………………………………

10) ……………………………………………

Special Prayer Requests

……………………………………………..

……………………………………………..

……………………………………………..

……………………………………………..

……………………………………………..

……………………………………………..

……………………………………………..

Date: …./…./…..

MON TUE WED THU
FRI SAT SUN

Scriptures

………………………………………………

………………………………………………

………………………………………………

………………………………………………

………………………………………………

Prayer List

1) ………………………………………………

2) ………………………………………………

3) ………………………………………………

4) ………………………………………………

5) ………………………………………………

6) ………………………………………………

7) ………………………………………………

8) ………………………………………………

9) ………………………………………………

10) ………………………………………………

Meditation

…………………………………………………..

…………………………………………………..

…………………………………………………..

…………………………………………………..

…………………………………………………..

…………………………………………………..

…………………………………………………..

Special Prayer Requests

…………………………………………………..

…………………………………………………..

…………………………………………………..

…………………………………………………..

…………………………………………………..

…………………………………………………..

…………………………………………………..

Date: …./…./…..

MON TUE WED THU

FRI SAT SUN

Scriptures

………………………………………………

………………………………………………

………………………………………………

………………………………………………

………………………………………………

Meditation

………………………………………………

………………………………………………

………………………………………………

………………………………………………

………………………………………………

………………………………………………

………………………………………………

Prayer List

1) ………………………………………………

2) ………………………………………………

3) ………………………………………………

4) ………………………………………………

5) ………………………………………………

6) ………………………………………………

7) ………………………………………………

8) ………………………………………………

9) ………………………………………………

10) ………………………………………………

Special Prayer Requests

………………………………………………

………………………………………………

………………………………………………

………………………………………………

………………………………………………

………………………………………………

………………………………………………

Date: …./…./…..

MON TUE WED THU

FRI SAT SUN

Scriptures

………………………………………………

………………………………………………

………………………………………………

………………………………………………

………………………………………………

Prayer List

1) ………………………………………………

2) ………………………………………………

3) ………………………………………………

4) ………………………………………………

5) ………………………………………………

6) ………………………………………………

7) ………………………………………………

8) ………………………………………………

9) ………………………………………………

10) ………………………………………………

Meditation

………………………………………………

………………………………………………

………………………………………………

………………………………………………

………………………………………………

………………………………………………

………………………………………………

Special Prayer Requests

………………………………………………

………………………………………………

………………………………………………

………………………………………………

………………………………………………

………………………………………………

………………………………………………

Date: …./…./…..

MON TUE WED THU

FRI SAT SUN

Scriptures

…………………………………………

…………………………………………

…………………………………………

…………………………………………

…………………………………………

Prayer List

1) …………………………………………

2) …………………………………………

3) …………………………………………

4) …………………………………………

5) …………………………………………

6) …………………………………………

7) …………………………………………

8) …………………………………………

9) …………………………………………

10) …………………………………………

Meditation

…………………………………………

…………………………………………

…………………………………………

…………………………………………

…………………………………………

…………………………………………

…………………………………………

Special Prayer Requests

…………………………………………

…………………………………………

…………………………………………

…………………………………………

…………………………………………

…………………………………………

…………………………………………

Date: …./…./…..

MON TUE WED THU
FRI SAT SUN

Scriptures

…………………………………………………

…………………………………………………

…………………………………………………

…………………………………………………

…………………………………………………

Prayer List

1) …………………………………………………

2) …………………………………………………

3) …………………………………………………

4) …………………………………………………

5) …………………………………………………

6) …………………………………………………

7) …………………………………………………

8) …………………………………………………

9) …………………………………………………

10) …………………………………………………

Meditation

…………………………………………………

…………………………………………………

…………………………………………………

…………………………………………………

…………………………………………………

…………………………………………………

…………………………………………………

Special Prayer Requests

…………………………………………………

…………………………………………………

…………………………………………………

…………………………………………………

…………………………………………………

…………………………………………………

…………………………………………………

Date: …./…./…..

MON TUE WED THU

FRI SAT SUN

Scriptures

………………………………………………

………………………………………………

………………………………………………

………………………………………………

………………………………………………

Prayer List

1) ………………………………………………

2) ………………………………………………

3) ………………………………………………

4) ………………………………………………

5) ………………………………………………

6) ………………………………………………

7) ………………………………………………

8) ………………………………………………

9) ………………………………………………

10) ………………………………………………

Meditation

………………………………………………

………………………………………………

………………………………………………

………………………………………………

………………………………………………

………………………………………………

………………………………………………

Special Prayer Requests

………………………………………………

………………………………………………

………………………………………………

………………………………………………

………………………………………………

………………………………………………

………………………………………………

Date: …./…./…..

MON TUE WED THU
FRI SAT SUN

Scriptures

………………………………………………

………………………………………………

………………………………………………

………………………………………………

………………………………………………

Prayer List

1) ………………………………………………

2) ………………………………………………

3) ………………………………………………

4) ………………………………………………

5) ………………………………………………

6) ………………………………………………

7) ………………………………………………

8) ………………………………………………

9) ………………………………………………

10) ………………………………………………

Meditation

…………………………………………………..

…………………………………………………..

…………………………………………………..

…………………………………………………..

…………………………………………………..

…………………………………………………..

…………………………………………………..

Special Prayer Requests

…………………………………………………..

…………………………………………………..

…………………………………………………..

…………………………………………………..

…………………………………………………..

…………………………………………………..

…………………………………………………..

Date: …./…./…..

MON TUE WED THU
FRI SAT SUN

Scriptures

……………………………………………

……………………………………………

……………………………………………

……………………………………………

……………………………………………

Prayer List

1) ……………………………………………

2) ……………………………………………

3) ……………………………………………

4) ……………………………………………

5) ……………………………………………

6) ……………………………………………

7) ……………………………………………

8) ……………………………………………

9) ……………………………………………

10) ……………………………………………

Meditation

……………………………………………

……………………………………………

……………………………………………

……………………………………………

……………………………………………

……………………………………………

……………………………………………

Special Prayer Requests

……………………………………………

……………………………………………

……………………………………………

……………………………………………

……………………………………………

……………………………………………

……………………………………………

Date: …./…./…..

MON TUE WED THU

FRI SAT SUN

Scriptures

……………………………………………

……………………………………………

……………………………………………

……………………………………………

……………………………………………

Prayer List

1) ……………………………………………

2) ……………………………………………

3) ……………………………………………

4) ……………………………………………

5) ……………………………………………

6) ……………………………………………

7) ……………………………………………

8) ……………………………………………

9) ……………………………………………

10) ……………………………………………

Meditation

……………………………………………

……………………………………………

……………………………………………

……………………………………………

……………………………………………

……………………………………………

……………………………………………

Special Prayer Requests

……………………………………………

……………………………………………

……………………………………………

……………………………………………

……………………………………………

……………………………………………

……………………………………………

Date: …./…./…..

MON TUE WED THU

FRI SAT SUN

Scriptures

……………………………………………

……………………………………………

……………………………………………

……………………………………………

……………………………………………

Prayer List

1) ……………………………………………

2) ……………………………………………

3) ……………………………………………

4) ……………………………………………

5) ……………………………………………

6) ……………………………………………

7) ……………………………………………

8) ……………………………………………

9) ……………………………………………

10) ……………………………………………

Meditation

……………………………………………

……………………………………………

……………………………………………

……………………………………………

……………………………………………

……………………………………………

……………………………………………

Special Prayer Requests

……………………………………………

……………………………………………

……………………………………………

……………………………………………

……………………………………………

……………………………………………

……………………………………………

Date: …./…./…..

MON TUE WED THU
FRI SAT SUN

Scriptures

……………………………………………

……………………………………………

……………………………………………

……………………………………………

……………………………………………

Meditation

………………………………………………

………………………………………………

………………………………………………

………………………………………………

………………………………………………

………………………………………………

………………………………………………

Prayer List

1) ……………………………………………

2) ……………………………………………

3) ……………………………………………

4) ……………………………………………

5) ……………………………………………

6) ……………………………………………

7) ……………………………………………

8) ……………………………………………

9) ……………………………………………

10) ……………………………………………

Special Prayer Requests

………………………………………………

………………………………………………

………………………………………………

………………………………………………

………………………………………………

………………………………………………

………………………………………………

Date: …./…./…..

MON TUE WED THU

FRI SAT SUN

Scriptures

……………………………………………

……………………………………………

……………………………………………

……………………………………………

……………………………………………

Prayer List

1) ……………………………………………

2) ……………………………………………

3) ……………………………………………

4) ……………………………………………

5) ……………………………………………

6) ……………………………………………

7) ……………………………………………

8) ……………………………………………

9) ……………………………………………

10) ……………………………………………

Meditation

……………………………………………

……………………………………………

……………………………………………

……………………………………………

……………………………………………

……………………………………………

……………………………………………

Special Prayer Requests

……………………………………………

……………………………………………

……………………………………………

……………………………………………

……………………………………………

……………………………………………

……………………………………………

Date: …./…./…..

MON TUE WED THU

FRI SAT SUN

Scriptures

……………………………………………

……………………………………………

……………………………………………

……………………………………………

……………………………………………

Prayer List

1) ……………………………………………

2) ……………………………………………

3) ……………………………………………

4) ……………………………………………

5) ……………………………………………

6) ……………………………………………

7) ……………………………………………

8) ……………………………………………

9) ……………………………………………

10) ……………………………………………

Meditation

……………………………………………….

……………………………………………….

……………………………………………….

……………………………………………….

……………………………………………….

……………………………………………….

……………………………………………….

Special Prayer Requests

……………………………………………….

……………………………………………….

……………………………………………….

……………………………………………….

……………………………………………….

……………………………………………….

……………………………………………….

Date: …./…./…..

MON TUE WED THU
FRI SAT SUN

Scriptures

………………………………………………

………………………………………………

………………………………………………

………………………………………………

………………………………………………

Prayer List

1) ………………………………………………

2) ………………………………………………

3) ………………………………………………

4) ………………………………………………

5) ………………………………………………

6) ………………………………………………

7) ………………………………………………

8) ………………………………………………

9) ………………………………………………

10) ………………………………………………

Meditation

………………………………………………..

………………………………………………..

………………………………………………..

………………………………………………..

………………………………………………..

………………………………………………..

………………………………………………..

Special Prayer Requests

………………………………………………..

………………………………………………..

………………………………………………..

………………………………………………..

………………………………………………..

………………………………………………..

………………………………………………..

Date: …./…./…..

MON TUE WED THU
FRI SAT SUN

Scriptures

………………………………………………

………………………………………………

………………………………………………

………………………………………………

………………………………………………

Prayer List

1) ………………………………………………

2) ………………………………………………

3) ………………………………………………

4) ………………………………………………

5) ………………………………………………

6) ………………………………………………

7) ………………………………………………

8) ………………………………………………

9) ………………………………………………

10) ………………………………………………

Meditation

…………………………………………………….

…………………………………………………….

…………………………………………………….

…………………………………………………….

…………………………………………………….

…………………………………………………….

…………………………………………………….

Special Prayer Requests

…………………………………………………….

…………………………………………………….

…………………………………………………….

…………………………………………………….

…………………………………………………….

…………………………………………………….

…………………………………………………….

Date: …./…./…..

MON TUE WED THU
FRI SAT SUN

Scriptures

……………………………………………

……………………………………………

……………………………………………

……………………………………………

……………………………………………

Prayer List

1) ……………………………………………

2) ……………………………………………

3) ……………………………………………

4) ……………………………………………

5) ……………………………………………

6) ……………………………………………

7) ……………………………………………

8) ……………………………………………

9) ……………………………………………

10) ……………………………………………

Meditation

……………………………………………..

……………………………………………..

……………………………………………..

……………………………………………..

……………………………………………..

……………………………………………..

……………………………………………..

Special Prayer Requests

……………………………………………..

……………………………………………..

……………………………………………..

……………………………………………..

……………………………………………..

……………………………………………..

……………………………………………..

Date: …./…./…..

MON TUE WED THU

FRI SAT SUN

Scriptures

……………………………………………

……………………………………………

……………………………………………

……………………………………………

……………………………………………

Prayer List

1) ……………………………………………

2) ……………………………………………

3) ……………………………………………

4) ……………………………………………

5) ……………………………………………

6) ……………………………………………

7) ……………………………………………

8) ……………………………………………

9) ……………………………………………

10) ……………………………………………

Meditation

……………………………………………

……………………………………………

……………………………………………

……………………………………………

……………………………………………

……………………………………………

……………………………………………

Special Prayer Requests

……………………………………………

……………………………………………

……………………………………………

……………………………………………

……………………………………………

……………………………………………

……………………………………………

Date: …./…./…..

MON TUE WED THU
FRI SAT SUN

Scriptures

……………………………………………

……………………………………………

……………………………………………

……………………………………………

……………………………………………

Meditation

…………………………………………………

…………………………………………………

…………………………………………………

…………………………………………………

…………………………………………………

…………………………………………………

…………………………………………………

Prayer List

1) ……………………………………………

2) ……………………………………………

3) ……………………………………………

4) ……………………………………………

5) ……………………………………………

6) ……………………………………………

7) ……………………………………………

8) ……………………………………………

9) ……………………………………………

10) ……………………………………………

Special Prayer Requests

…………………………………………………

…………………………………………………

…………………………………………………

…………………………………………………

…………………………………………………

…………………………………………………

…………………………………………………

Date: …./…./…..

MON TUE WED THU
FRI SAT SUN

Scriptures

………………………………………………

………………………………………………

………………………………………………

………………………………………………

………………………………………………

Prayer List

1) ………………………………………………

2) ………………………………………………

3) ………………………………………………

4) ………………………………………………

5) ………………………………………………

6) ………………………………………………

7) ………………………………………………

8) ………………………………………………

9) ………………………………………………

10) ………………………………………………

Meditation

………………………………………………

………………………………………………

………………………………………………

………………………………………………

………………………………………………

………………………………………………

………………………………………………

Special Prayer Requests

………………………………………………

………………………………………………

………………………………………………

………………………………………………

………………………………………………

………………………………………………

………………………………………………

Date: …./…./…..

MON TUE WED THU
FRI SAT SUN

Scriptures

……………………………………………

……………………………………………

……………………………………………

……………………………………………

……………………………………………

Meditation

…………………………………………………

…………………………………………………

…………………………………………………

…………………………………………………

…………………………………………………

…………………………………………………

…………………………………………………

Prayer List

1) ……………………………………………

2) ……………………………………………

3) ……………………………………………

4) ……………………………………………

5) ……………………………………………

6) ……………………………………………

7) ……………………………………………

8) ……………………………………………

9) ……………………………………………

10) ……………………………………………

Special Prayer Requests

…………………………………………………

…………………………………………………

…………………………………………………

…………………………………………………

…………………………………………………

…………………………………………………

…………………………………………………

Date: …./…./…..

MON TUE WED THU
FRI SAT SUN

Scriptures

…………………………………………………
…………………………………………………
…………………………………………………
…………………………………………………
…………………………………………………

Prayer List

1) ……………………………………………
2) ……………………………………………
3) ……………………………………………
4) ……………………………………………
5) ……………………………………………
6) ……………………………………………
7) ……………………………………………
8) ……………………………………………
9) ……………………………………………
10) ……………………………………………

Meditation

……………………………………………………
……………………………………………………
……………………………………………………
……………………………………………………
……………………………………………………
……………………………………………………
……………………………………………………

Special Prayer Requests

……………………………………………………
……………………………………………………
……………………………………………………
……………………………………………………
……………………………………………………
……………………………………………………
……………………………………………………

Date: …./…./…..

MON TUE WED THU

FRI SAT SUN

Prayer List

1) ……………………………………………

2) ……………………………………………

3) ……………………………………………

4) ……………………………………………

5) ……………………………………………

6) ……………………………………………

7) ……………………………………………

8) ……………………………………………

9) ……………………………………………

10) ……………………………………………

Scriptures

……………………………………………

……………………………………………

……………………………………………

……………………………………………

……………………………………………

Meditation

……………………………………………

……………………………………………

……………………………………………

……………………………………………

……………………………………………

……………………………………………

……………………………………………

Special Prayer Requests

……………………………………………

……………………………………………

……………………………………………

……………………………………………

……………………………………………

……………………………………………

……………………………………………

Date: …./…./…..

MON TUE WED THU
FRI SAT SUN

Scriptures

……………………………………………

……………………………………………

……………………………………………

……………………………………………

……………………………………………

Prayer List

1) ……………………………………………

2) ……………………………………………

3) ……………………………………………

4) ……………………………………………

5) ……………………………………………

6) ……………………………………………

7) ……………………………………………

8) ……………………………………………

9) ……………………………………………

10) ……………………………………………

Meditation

……………………………………………..

……………………………………………..

……………………………………………..

……………………………………………..

……………………………………………..

……………………………………………..

……………………………………………..

Special Prayer Requests

……………………………………………..

……………………………………………..

……………………………………………..

……………………………………………..

……………………………………………..

……………………………………………..

……………………………………………..

Date: …./…./…..

MON TUE WED THU

FRI SAT SUN

Scriptures

……………………………………………

……………………………………………

……………………………………………

……………………………………………

……………………………………………

Prayer List

1) ……………………………………………

2) ……………………………………………

3) ……………………………………………

4) ……………………………………………

5) ……………………………………………

6) ……………………………………………

7) ……………………………………………

8) ……………………………………………

9) ……………………………………………

10) ……………………………………………

Meditation

……………………………………………

……………………………………………

……………………………………………

……………………………………………

……………………………………………

……………………………………………

……………………………………………

Special Prayer Requests

……………………………………………

……………………………………………

……………………………………………

……………………………………………

……………………………………………

……………………………………………

……………………………………………

Date: …./…./…..

MON TUE WED THU
FRI SAT SUN

Scriptures

……………………………………………

……………………………………………

……………………………………………

……………………………………………

……………………………………………

Prayer List

1) ……………………………………………

2) ……………………………………………

3) ……………………………………………

4) ……………………………………………

5) ……………………………………………

6) ……………………………………………

7) ……………………………………………

8) ……………………………………………

9) ……………………………………………

10) ……………………………………………

Meditation

………………………………………………..

………………………………………………..

………………………………………………..

………………………………………………..

………………………………………………..

………………………………………………..

………………………………………………..

Special Prayer Requests

………………………………………………..

………………………………………………..

………………………………………………..

………………………………………………..

………………………………………………..

………………………………………………..

………………………………………………..

Date: …./…./…..

MON TUE WED THU

FRI SAT SUN

Scriptures

………………………………………………

………………………………………………

………………………………………………

………………………………………………

………………………………………………

Prayer List

1) ………………………………………………

2) ………………………………………………

3) ………………………………………………

4) ………………………………………………

5) ………………………………………………

6) ………………………………………………

7) ………………………………………………

8) ………………………………………………

9) ………………………………………………

10) ………………………………………………

Meditation

………………………………………………

………………………………………………

………………………………………………

………………………………………………

………………………………………………

………………………………………………

………………………………………………

Special Prayer Requests

………………………………………………

………………………………………………

………………………………………………

………………………………………………

………………………………………………

………………………………………………

………………………………………………

Date: …./…./…..

MON TUE WED THU

FRI SAT SUN

Scriptures

……………………………………………

……………………………………………

……………………………………………

……………………………………………

……………………………………………

Prayer List

1) ……………………………………………

2) ……………………………………………

3) ……………………………………………

4) ……………………………………………

5) ……………………………………………

6) ……………………………………………

7) ……………………………………………

8) ……………………………………………

9) ……………………………………………

10) ……………………………………………

Meditation

………………………………………………..

………………………………………………..

………………………………………………..

………………………………………………..

………………………………………………..

………………………………………………..

………………………………………………..

Special Prayer Requests

………………………………………………..

………………………………………………..

………………………………………………..

………………………………………………..

………………………………………………..

………………………………………………..

………………………………………………..

Date: …./…./…..

MON TUE WED THU

FRI SAT SUN

Scriptures

…………………………………………

…………………………………………

…………………………………………

…………………………………………

…………………………………………

Prayer List

1) …………………………………………

2) …………………………………………

3) …………………………………………

4) …………………………………………

5) …………………………………………

6) …………………………………………

7) …………………………………………

8) …………………………………………

9) …………………………………………

10) …………………………………………

Meditation

…………………………………………

…………………………………………

…………………………………………

…………………………………………

…………………………………………

…………………………………………

…………………………………………

Special Prayer Requests

…………………………………………

…………………………………………

…………………………………………

…………………………………………

…………………………………………

…………………………………………

…………………………………………

Date: …./…./…..

MON TUE WED THU

FRI SAT SUN

Scriptures

……………………………………………

……………………………………………

……………………………………………

……………………………………………

……………………………………………

Prayer List

1) ……………………………………………

2) ……………………………………………

3) ……………………………………………

4) ……………………………………………

5) ……………………………………………

6) ……………………………………………

7) ……………………………………………

8) ……………………………………………

9) ……………………………………………

10) ……………………………………………

Meditation

……………………………………………

……………………………………………

……………………………………………

……………………………………………

……………………………………………

……………………………………………

……………………………………………

Special Prayer Requests

……………………………………………

……………………………………………

……………………………………………

……………………………………………

……………………………………………

……………………………………………

……………………………………………

Date: …./…./…..

MON TUE WED THU
FRI SAT SUN

Scriptures

…………………………………………………

…………………………………………………

…………………………………………………

…………………………………………………

…………………………………………………

Prayer List

1) ………………………………………………

2) ………………………………………………

3) ………………………………………………

4) ………………………………………………

5) ………………………………………………

6) ………………………………………………

7) ………………………………………………

8) ………………………………………………

9) ………………………………………………

10) ………………………………………………

Meditation

……………………………………………………

……………………………………………………

……………………………………………………

……………………………………………………

……………………………………………………

……………………………………………………

……………………………………………………

Special Prayer Requests

……………………………………………………

……………………………………………………

……………………………………………………

……………………………………………………

……………………………………………………

……………………………………………………

……………………………………………………

Date: …./…./…..

MON TUE WED THU
FRI SAT SUN

Scriptures

……………………………………………

……………………………………………

……………………………………………

……………………………………………

……………………………………………

Prayer List

1) ……………………………………………

2) ……………………………………………

3) ……………………………………………

4) ……………………………………………

5) ……………………………………………

6) ……………………………………………

7) ……………………………………………

8) ……………………………………………

9) ……………………………………………

10) ……………………………………………

Meditation

……………………………………………

……………………………………………

……………………………………………

……………………………………………

……………………………………………

……………………………………………

……………………………………………

Special Prayer Requests

……………………………………………

……………………………………………

……………………………………………

……………………………………………

……………………………………………

……………………………………………

……………………………………………

Date: …./…./…..

MON TUE WED THU

FRI SAT SUN

Scriptures

……………………………………………

……………………………………………

……………………………………………

……………………………………………

……………………………………………

Prayer List

1) ……………………………………………

2) ……………………………………………

3) ……………………………………………

4) ……………………………………………

5) ……………………………………………

6) ……………………………………………

7) ……………………………………………

8) ……………………………………………

9) ……………………………………………

10) ……………………………………………

Meditation

……………………………………………

……………………………………………

……………………………………………

……………………………………………

……………………………………………

……………………………………………

……………………………………………

Special Prayer Requests

……………………………………………

……………………………………………

……………………………………………

……………………………………………

……………………………………………

……………………………………………

……………………………………………

Date: …./…./…..

MON TUE WED THU
FRI SAT SUN

Scriptures

……………………………………………

……………………………………………

……………………………………………

……………………………………………

……………………………………………

Prayer List

1) ……………………………………………

2) ……………………………………………

3) ……………………………………………

4) ……………………………………………

5) ……………………………………………

6) ……………………………………………

7) ……………………………………………

8) ……………………………………………

9) ……………………………………………

10) ……………………………………………

Meditation

……………………………………………

……………………………………………

……………………………………………

……………………………………………

……………………………………………

……………………………………………

……………………………………………

Special Prayer Requests

……………………………………………

……………………………………………

……………………………………………

……………………………………………

……………………………………………

……………………………………………

……………………………………………

Date: …./…./…..

MON TUE WED THU
FRI SAT SUN

Scriptures

………………………………………………

………………………………………………

………………………………………………

………………………………………………

………………………………………………

Prayer List

1) ………………………………………………

2) ………………………………………………

3) ………………………………………………

4) ………………………………………………

5) ………………………………………………

6) ………………………………………………

7) ………………………………………………

8) ………………………………………………

9) ………………………………………………

10) ………………………………………………

Meditation

………………………………………………

………………………………………………

………………………………………………

………………………………………………

………………………………………………

………………………………………………

………………………………………………

Special Prayer Requests

………………………………………………

………………………………………………

………………………………………………

………………………………………………

………………………………………………

………………………………………………

………………………………………………

Date: …./…./…..

MON TUE WED THU
FRI SAT SUN

Prayer List

1) ……………………………………………

2) ……………………………………………

3) ……………………………………………

4) ……………………………………………

5) ……………………………………………

6) ……………………………………………

7) ……………………………………………

8) ……………………………………………

9) ……………………………………………

10) ……………………………………………

Scriptures

……………………………………………

……………………………………………

……………………………………………

……………………………………………

……………………………………………

Meditation

……………………………………………

……………………………………………

……………………………………………

……………………………………………

……………………………………………

……………………………………………

……………………………………………

Special Prayer Requests

……………………………………………

……………………………………………

……………………………………………

……………………………………………

……………………………………………

……………………………………………

……………………………………………

Date: …./…./…..

MON TUE WED THU

FRI SAT SUN

Scriptures

…………………………………………

…………………………………………

…………………………………………

…………………………………………

…………………………………………

Prayer List

1) …………………………………………

2) …………………………………………

3) …………………………………………

4) …………………………………………

5) …………………………………………

6) …………………………………………

7) …………………………………………

8) …………………………………………

9) …………………………………………

10) …………………………………………

Meditation

…………………………………………

…………………………………………

…………………………………………

…………………………………………

…………………………………………

…………………………………………

…………………………………………

Special Prayer Requests

…………………………………………

…………………………………………

…………………………………………

…………………………………………

…………………………………………

…………………………………………

…………………………………………

Date: …./…./…..

MON TUE WED THU

FRI SAT SUN

Scriptures

……………………………………………

……………………………………………

……………………………………………

……………………………………………

……………………………………………

Prayer List

1) ……………………………………………

2) ……………………………………………

3) ……………………………………………

4) ……………………………………………

5) ……………………………………………

6) ……………………………………………

7) ……………………………………………

8) ……………………………………………

9) ……………………………………………

10) ……………………………………………

Meditation

……………………………………………

……………………………………………

……………………………………………

……………………………………………

……………………………………………

……………………………………………

……………………………………………

Special Prayer Requests

……………………………………………

……………………………………………

……………………………………………

……………………………………………

……………………………………………

……………………………………………

……………………………………………

Date: …./…./…..

MON TUE WED THU
FRI SAT SUN

Scriptures

………………………………………………

………………………………………………

………………………………………………

………………………………………………

………………………………………………

Prayer List

1) ………………………………………………

2) ………………………………………………

3) ………………………………………………

4) ………………………………………………

5) ………………………………………………

6) ………………………………………………

7) ………………………………………………

8) ………………………………………………

9) ………………………………………………

10) ………………………………………………

Meditation

………………………………………………

………………………………………………

………………………………………………

………………………………………………

………………………………………………

………………………………………………

………………………………………………

Special Prayer Requests

………………………………………………

………………………………………………

………………………………………………

………………………………………………

………………………………………………

………………………………………………

………………………………………………

Date: …./…./…..

MON TUE WED THU
FRI SAT SUN

Scriptures

…………………………………………
…………………………………………
…………………………………………
…………………………………………
…………………………………………

Prayer List

1) ……………………………………………
2) ……………………………………………
3) ……………………………………………
4) ……………………………………………
5) ……………………………………………
6) ……………………………………………
7) ……………………………………………
8) ……………………………………………
9) ……………………………………………
10) ……………………………………………

Meditation

……………………………………………..
……………………………………………..
……………………………………………..
……………………………………………..
……………………………………………..
……………………………………………..
……………………………………………..

Special Prayer Requests

……………………………………………..
……………………………………………..
……………………………………………..
……………………………………………..
……………………………………………..
……………………………………………..
……………………………………………..

Date: …./…./…..

MON TUE WED THU
FRI SAT SUN

Prayer List

1) ………………………………………………

2) ………………………………………………

3) ………………………………………………

4) ………………………………………………

5) ………………………………………………

6) ………………………………………………

7) ………………………………………………

8) ………………………………………………

9) ………………………………………………

10) ………………………………………………

Scriptures

………………………………………………

………………………………………………

………………………………………………

………………………………………………

………………………………………………

Meditation

………………………………………………..

………………………………………………..

………………………………………………..

………………………………………………..

………………………………………………..

………………………………………………..

………………………………………………..

Special Prayer Requests

………………………………………………..

………………………………………………..

………………………………………………..

………………………………………………..

………………………………………………..

………………………………………………..

………………………………………………..

Date: …./…./…..

MON TUE WED THU
FRI SAT SUN

Scriptures

……………………………………………

……………………………………………

……………………………………………

……………………………………………

……………………………………………

Prayer List

1) ……………………………………………

2) ……………………………………………

3) ……………………………………………

4) ……………………………………………

5) ……………………………………………

6) ……………………………………………

7) ……………………………………………

8) ……………………………………………

9) ……………………………………………

10) ……………………………………………

Meditation

……………………………………………

……………………………………………

……………………………………………

……………………………………………

……………………………………………

……………………………………………

……………………………………………

Special Prayer Requests

……………………………………………

……………………………………………

……………………………………………

……………………………………………

……………………………………………

……………………………………………

……………………………………………

Date: …./…./…..

MON TUE WED THU
FRI SAT SUN

Prayer List

1) ……………………………………………

2) ……………………………………………

3) ……………………………………………

4) ……………………………………………

5) ……………………………………………

6) ……………………………………………

7) ……………………………………………

8) ……………………………………………

9) ……………………………………………

10) ……………………………………………

Scriptures

……………………………………………

……………………………………………

……………………………………………

……………………………………………

……………………………………………

Meditation

……………………………………………

……………………………………………

……………………………………………

……………………………………………

……………………………………………

……………………………………………

……………………………………………

Special Prayer Requests

……………………………………………

……………………………………………

……………………………………………

……………………………………………

……………………………………………

……………………………………………

……………………………………………

Date: …./…./…..

MON TUE WED THU
FRI SAT SUN

Scriptures

………………………………………………

………………………………………………

………………………………………………

………………………………………………

………………………………………………

Prayer List

1) ………………………………………………

2) ………………………………………………

3) ………………………………………………

4) ………………………………………………

5) ………………………………………………

6) ………………………………………………

7) ………………………………………………

8) ………………………………………………

9) ………………………………………………

10) ………………………………………………

Meditation

………………………………………………

………………………………………………

………………………………………………

………………………………………………

………………………………………………

………………………………………………

………………………………………………

Special Prayer Requests

………………………………………………

………………………………………………

………………………………………………

………………………………………………

………………………………………………

………………………………………………

………………………………………………

Date: …./…./…..

MON TUE WED THU
FRI SAT SUN

Scriptures

……………………………………………

……………………………………………

……………………………………………

……………………………………………

……………………………………………

Meditation

………………………………………………..

………………………………………………..

………………………………………………..

………………………………………………..

………………………………………………..

………………………………………………..

………………………………………………..

Prayer List

1) ……………………………………………

2) ……………………………………………

3) ……………………………………………

4) ……………………………………………

5) ……………………………………………

6) ……………………………………………

7) ……………………………………………

8) ……………………………………………

9) ……………………………………………

10) ……………………………………………

Special Prayer Requests

………………………………………………..

………………………………………………..

………………………………………………..

………………………………………………..

………………………………………………..

………………………………………………..

………………………………………………..

Date: …./…./…..

MON TUE WED THU
FRI SAT SUN

Scriptures

………………………………………………

………………………………………………

………………………………………………

………………………………………………

………………………………………………

Prayer List

1) ………………………………………………

2) ………………………………………………

3) ………………………………………………

4) ………………………………………………

5) ………………………………………………

6) ………………………………………………

7) ………………………………………………

8) ………………………………………………

9) ………………………………………………

10) ………………………………………………

Meditation

………………………………………………

………………………………………………

………………………………………………

………………………………………………

………………………………………………

………………………………………………

………………………………………………

Special Prayer Requests

………………………………………………

………………………………………………

………………………………………………

………………………………………………

………………………………………………

………………………………………………

………………………………………………

Date: …./…./…..

MON TUE WED THU
FRI SAT SUN

Scriptures

………………………………………………

………………………………………………

………………………………………………

………………………………………………

………………………………………………

Prayer List

1) ………………………………………………

2) ………………………………………………

3) ………………………………………………

4) ………………………………………………

5) ………………………………………………

6) ………………………………………………

7) ………………………………………………

8) ………………………………………………

9) ………………………………………………

10) ………………………………………………

Meditation

………………………………………………

………………………………………………

………………………………………………

………………………………………………

………………………………………………

………………………………………………

………………………………………………

Special Prayer Requests

………………………………………………

………………………………………………

………………………………………………

………………………………………………

………………………………………………

………………………………………………

………………………………………………

Date: …./…./…..

MON TUE WED THU
FRI SAT SUN

Scriptures

……………………………………………

……………………………………………

……………………………………………

……………………………………………

……………………………………………

Prayer List

1) ……………………………………………

2) ……………………………………………

3) ……………………………………………

4) ……………………………………………

5) ……………………………………………

6) ……………………………………………

7) ……………………………………………

8) ……………………………………………

9) ……………………………………………

10) ……………………………………………

Meditation

……………………………………………….

……………………………………………….

……………………………………………….

……………………………………………….

……………………………………………….

……………………………………………….

……………………………………………….

Special Prayer Requests

……………………………………………….

……………………………………………….

……………………………………………….

……………………………………………….

……………………………………………….

……………………………………………….

……………………………………………….

Date: …./…./…..

MON TUE WED THU
FRI SAT SUN

Scriptures

…………………………………………

…………………………………………

…………………………………………

…………………………………………

…………………………………………

Meditation

……………………………………………..

……………………………………………..

……………………………………………..

……………………………………………..

……………………………………………..

……………………………………………..

……………………………………………..

Prayer List

1) ………………………………………….

2) ………………………………………….

3) ………………………………………….

4) ………………………………………….

5) ………………………………………….

6) ………………………………………….

7) ………………………………………….

8) ………………………………………….

9) ………………………………………….

10) ………………………………………….

Special Prayer Requests

……………………………………………..

……………………………………………..

……………………………………………..

……………………………………………..

……………………………………………..

……………………………………………..

……………………………………………..

Date: …./…./…..

MON TUE WED THU FRI SAT SUN

Scriptures

…………………………………………

…………………………………………

…………………………………………

…………………………………………

…………………………………………

Prayer List

1) …………………………………………

2) …………………………………………

3) …………………………………………

4) …………………………………………

5) …………………………………………

6) …………………………………………

7) …………………………………………

8) …………………………………………

9) …………………………………………

10) …………………………………………

Meditation

…………………………………………

…………………………………………

…………………………………………

…………………………………………

…………………………………………

…………………………………………

…………………………………………

Special Prayer Requests

…………………………………………

…………………………………………

…………………………………………

…………………………………………

…………………………………………

…………………………………………

…………………………………………

Date: …./…./…..

MON TUE WED THU
FRI SAT SUN

Scriptures

………………………………………………

………………………………………………

………………………………………………

………………………………………………

………………………………………………

Prayer List

1) ………………………………………………

2) ………………………………………………

3) ………………………………………………

4) ………………………………………………

5) ………………………………………………

6) ………………………………………………

7) ………………………………………………

8) ………………………………………………

9) ………………………………………………

10) ………………………………………………

Meditation

………………………………………………

………………………………………………

………………………………………………

………………………………………………

………………………………………………

………………………………………………

………………………………………………

Special Prayer Requests

………………………………………………

………………………………………………

………………………………………………

………………………………………………

………………………………………………

………………………………………………

………………………………………………

Date: …./…./…..

MON TUE WED THU
FRI SAT SUN

Scriptures

……………………………………………

……………………………………………

……………………………………………

……………………………………………

……………………………………………

Prayer List

1) ……………………………………………

2) ……………………………………………

3) ……………………………………………

4) ……………………………………………

5) ……………………………………………

6) ……………………………………………

7) ……………………………………………

8) ……………………………………………

9) ……………………………………………

10) ……………………………………………

Meditation

……………………………………………

……………………………………………

……………………………………………

……………………………………………

……………………………………………

……………………………………………

……………………………………………

Special Prayer Requests

……………………………………………

……………………………………………

……………………………………………

……………………………………………

……………………………………………

……………………………………………

……………………………………………

Date: …./…./…..

MON TUE WED THU

FRI SAT SUN

Prayer List

1) ………………………………………………

2) ………………………………………………

3) ………………………………………………

4) ………………………………………………

5) ………………………………………………

6) ………………………………………………

7) ………………………………………………

8) ………………………………………………

9) ………………………………………………

10) ………………………………………………

Scriptures

………………………………………………

………………………………………………

………………………………………………

………………………………………………

………………………………………………

Meditation

………………………………………………..

………………………………………………..

………………………………………………..

………………………………………………..

………………………………………………..

………………………………………………..

………………………………………………..

Special Prayer Requests

………………………………………………..

………………………………………………..

………………………………………………..

………………………………………………..

………………………………………………..

………………………………………………..

………………………………………………..

Date: …./…./…..

MON TUE WED THU
FRI SAT SUN

Scriptures

……………………………………………

……………………………………………

……………………………………………

……………………………………………

……………………………………………

Prayer List

1) ……………………………………………

2) ……………………………………………

3) ……………………………………………

4) ……………………………………………

5) ……………………………………………

6) ……………………………………………

7) ……………………………………………

8) ……………………………………………

9) ……………………………………………

10) ……………………………………………

Meditation

……………………………………………

……………………………………………

……………………………………………

……………………………………………

……………………………………………

……………………………………………

……………………………………………

Special Prayer Requests

……………………………………………

……………………………………………

……………………………………………

……………………………………………

……………………………………………

……………………………………………

……………………………………………

Date: …./…./…..

MON TUE WED THU
FRI SAT SUN

Scriptures

……………………………………………

……………………………………………

……………………………………………

……………………………………………

……………………………………………

Prayer List

1) ……………………………………………
2) ……………………………………………
3) ……………………………………………
4) ……………………………………………
5) ……………………………………………
6) ……………………………………………
7) ……………………………………………
8) ……………………………………………
9) ……………………………………………
10) ……………………………………………

Meditation

……………………………………………

……………………………………………

……………………………………………

……………………………………………

……………………………………………

……………………………………………

……………………………………………

Special Prayer Requests

……………………………………………

……………………………………………

……………………………………………

……………………………………………

……………………………………………

……………………………………………

……………………………………………

Date: …./…./…..

MON TUE WED THU
FRI SAT SUN

Scriptures

…………………………………………

…………………………………………

…………………………………………

…………………………………………

…………………………………………

Prayer List

1) ………………………………………

2) ………………………………………

3) ………………………………………

4) ………………………………………

5) ………………………………………

6) ………………………………………

7) ………………………………………

8) ………………………………………

9) ………………………………………

10) ………………………………………

Meditation

……………………………………………

……………………………………………

……………………………………………

……………………………………………

……………………………………………

……………………………………………

……………………………………………

Special Prayer Requests

……………………………………………

……………………………………………

……………………………………………

……………………………………………

……………………………………………

……………………………………………

……………………………………………

Date: …./…./…..

MON TUE WED THU

FRI SAT SUN

Scriptures

……………………………………………

……………………………………………

……………………………………………

……………………………………………

……………………………………………

Prayer List

1) ……………………………………………

2) ……………………………………………

3) ……………………………………………

4) ……………………………………………

5) ……………………………………………

6) ……………………………………………

7) ……………………………………………

8) ……………………………………………

9) ……………………………………………

10) ……………………………………………

Meditation

……………………………………………

……………………………………………

……………………………………………

……………………………………………

……………………………………………

……………………………………………

……………………………………………

Special Prayer Requests

……………………………………………

……………………………………………

……………………………………………

……………………………………………

……………………………………………

……………………………………………

……………………………………………

Date: …./…./…..

MON TUE WED THU

FRI SAT SUN

Scriptures

……………………………………………

……………………………………………

……………………………………………

……………………………………………

……………………………………………

Meditation

…………………………………………………

…………………………………………………

…………………………………………………

…………………………………………………

…………………………………………………

…………………………………………………

…………………………………………………

Prayer List

1) ……………………………………………

2) ……………………………………………

3) ……………………………………………

4) ……………………………………………

5) ……………………………………………

6) ……………………………………………

7) ……………………………………………

8) ……………………………………………

9) ……………………………………………

10) ……………………………………………

Special Prayer Requests

…………………………………………………

…………………………………………………

…………………………………………………

…………………………………………………

…………………………………………………

…………………………………………………

…………………………………………………

Date: …./…./…..

MON TUE WED THU
FRI SAT SUN

Scriptures

…………………………………………………

…………………………………………………

…………………………………………………

…………………………………………………

…………………………………………………

Prayer List

1) ……………………………………………

2) ……………………………………………

3) ……………………………………………

4) ……………………………………………

5) ……………………………………………

6) ……………………………………………

7) ……………………………………………

8) ……………………………………………

9) ……………………………………………

10) ……………………………………………

Meditation

……………………………………………………

……………………………………………………

……………………………………………………

……………………………………………………

……………………………………………………

……………………………………………………

……………………………………………………

Special Prayer Requests

……………………………………………………

……………………………………………………

……………………………………………………

……………………………………………………

……………………………………………………

……………………………………………………

……………………………………………………

Date: …./…./…..

MON TUE WED THU
FRI SAT SUN

Scriptures

……………………………………………

……………………………………………

……………………………………………

……………………………………………

……………………………………………

Prayer List

1) ……………………………………………

2) ……………………………………………

3) ……………………………………………

4) ……………………………………………

5) ……………………………………………

6) ……………………………………………

7) ……………………………………………

8) ……………………………………………

9) ……………………………………………

10) ……………………………………………

Meditation

……………………………………………

……………………………………………

……………………………………………

……………………………………………

……………………………………………

……………………………………………

……………………………………………

Special Prayer Requests

……………………………………………

……………………………………………

……………………………………………

……………………………………………

……………………………………………

……………………………………………

……………………………………………

Date: …./…./…..

MON TUE WED THU
FRI SAT SUN

Prayer List

1) ……………………………………………

2) ……………………………………………

3) ……………………………………………

4) ……………………………………………

5) ……………………………………………

6) ……………………………………………

7) ……………………………………………

8) ……………………………………………

9) ……………………………………………

10) ……………………………………………

Scriptures

……………………………………………

……………………………………………

……………………………………………

……………………………………………

……………………………………………

Meditation

……………………………………………

……………………………………………

……………………………………………

……………………………………………

……………………………………………

……………………………………………

……………………………………………

Special Prayer Requests

……………………………………………

……………………………………………

……………………………………………

……………………………………………

……………………………………………

……………………………………………

……………………………………………

Date: …./…./…..

MON TUE WED THU

FRI SAT SUN

Scriptures

………………………………………

………………………………………

………………………………………

………………………………………

………………………………………

Prayer List

1) ………………………………………

2) ………………………………………

3) ………………………………………

4) ………………………………………

5) ………………………………………

6) ………………………………………

7) ………………………………………

8) ………………………………………

9) ………………………………………

10) ………………………………………

Meditation

………………………………………

………………………………………

………………………………………

………………………………………

………………………………………

………………………………………

………………………………………

Special Prayer Requests

………………………………………

………………………………………

………………………………………

………………………………………

………………………………………

………………………………………

………………………………………

Date: …./…./…..

MON TUE WED THU
FRI SAT SUN

Scriptures

……………………………………………………

……………………………………………………

……………………………………………………

……………………………………………………

……………………………………………………

Meditation

……………………………………………………

……………………………………………………

……………………………………………………

……………………………………………………

……………………………………………………

……………………………………………………

……………………………………………………

Prayer List

1) ……………………………………………

2) ……………………………………………

3) ……………………………………………

4) ……………………………………………

5) ……………………………………………

6) ……………………………………………

7) ……………………………………………

8) ……………………………………………

9) ……………………………………………

10) ……………………………………………

Special Prayer Requests

……………………………………………………

……………………………………………………

……………………………………………………

……………………………………………………

……………………………………………………

……………………………………………………

……………………………………………………

Date: …./…./…..

MON TUE WED THU
FRI SAT SUN

Prayer List

1) ……………………………………………

2) ……………………………………………

3) ……………………………………………

4) ……………………………………………

5) ……………………………………………

6) ……………………………………………

7) ……………………………………………

8) ……………………………………………

9) ……………………………………………

10) ……………………………………………

Scriptures

……………………………………………

……………………………………………

……………………………………………

……………………………………………

……………………………………………

Meditation

……………………………………………..

……………………………………………..

……………………………………………..

……………………………………………..

……………………………………………..

……………………………………………..

……………………………………………..

Special Prayer Requests

……………………………………………..

……………………………………………..

……………………………………………..

……………………………………………..

……………………………………………..

……………………………………………..

……………………………………………..

Date: …./…./…..

MON TUE WED THU
FRI SAT SUN

Scriptures

……………………………………………

……………………………………………

……………………………………………

……………………………………………

……………………………………………

Prayer List

1) ……………………………………………

2) ……………………………………………

3) ……………………………………………

4) ……………………………………………

5) ……………………………………………

6) ……………………………………………

7) ……………………………………………

8) ……………………………………………

9) ……………………………………………

10) ……………………………………………

Meditation

……………………………………………..

……………………………………………..

……………………………………………..

……………………………………………..

……………………………………………..

……………………………………………..

……………………………………………..

Special Prayer Requests

……………………………………………..

……………………………………………..

……………………………………………..

……………………………………………..

……………………………………………..

……………………………………………..

……………………………………………..

Date: …./…./…..

MON TUE WED THU
FRI SAT SUN

Scriptures

....

....

....

....

....

Prayer List

1) ....

2) ....

3) ....

4) ....

5) ....

6) ....

7) ....

8) ....

9) ....

10) ....

Meditation

....

....

....

....

....

....

....

Special Prayer Requests

....

....

....

....

....

....

....

Date: …./…./…..

MON TUE WED THU

FRI SAT SUN

Scriptures

……………………………………………

……………………………………………

……………………………………………

……………………………………………

……………………………………………

Meditation

……………………………………………

……………………………………………

……………………………………………

……………………………………………

……………………………………………

……………………………………………

……………………………………………

Prayer List

1) ……………………………………………

2) ……………………………………………

3) ……………………………………………

4) ……………………………………………

5) ……………………………………………

6) ……………………………………………

7) ……………………………………………

8) ……………………………………………

9) ……………………………………………

10) ……………………………………………

Special Prayer Requests

……………………………………………

……………………………………………

……………………………………………

……………………………………………

……………………………………………

……………………………………………

……………………………………………

Date: …./…./…..

MON TUE WED THU
FRI SAT SUN

Prayer List

1) ……………………………………………

2) ……………………………………………

3) ……………………………………………

4) ……………………………………………

5) ……………………………………………

6) ……………………………………………

7) ……………………………………………

8) ……………………………………………

9) ……………………………………………

10) ……………………………………………

Scriptures

……………………………………………

……………………………………………

……………………………………………

……………………………………………

……………………………………………

Meditation

……………………………………………

……………………………………………

……………………………………………

……………………………………………

……………………………………………

……………………………………………

……………………………………………

Special Prayer Requests

……………………………………………

……………………………………………

……………………………………………

……………………………………………

……………………………………………

……………………………………………

……………………………………………

Date: …./…./…..

MON TUE WED THU
FRI SAT SUN

Scriptures

…………………………………………

…………………………………………

…………………………………………

…………………………………………

…………………………………………

Prayer List

1) …………………………………………

2) …………………………………………

3) …………………………………………

4) …………………………………………

5) …………………………………………

6) …………………………………………

7) …………………………………………

8) …………………………………………

9) …………………………………………

10) …………………………………………

Meditation

…………………………………………

…………………………………………

…………………………………………

…………………………………………

…………………………………………

…………………………………………

…………………………………………

Special Prayer Requests

…………………………………………

…………………………………………

…………………………………………

…………………………………………

…………………………………………

…………………………………………

…………………………………………

Date: …./…./…..

MON TUE WED THU
FRI SAT SUN

Prayer List

1) ……………………………………………

2) ……………………………………………

3) ……………………………………………

4) ……………………………………………

5) ……………………………………………

6) ……………………………………………

7) ……………………………………………

8) ……………………………………………

9) ……………………………………………

10) ……………………………………………

Scriptures

……………………………………………

……………………………………………

……………………………………………

……………………………………………

……………………………………………

Meditation

……………………………………………

……………………………………………

……………………………………………

……………………………………………

……………………………………………

……………………………………………

……………………………………………

Special Prayer Requests

……………………………………………

……………………………………………

……………………………………………

……………………………………………

……………………………………………

……………………………………………

……………………………………………

Date: …./…./…..

MON TUE WED THU
FRI SAT SUN

Scriptures

……………………………………………

……………………………………………

……………………………………………

……………………………………………

……………………………………………

Prayer List

1) ……………………………………………

2) ……………………………………………

3) ……………………………………………

4) ……………………………………………

5) ……………………………………………

6) ……………………………………………

7) ……………………………………………

8) ……………………………………………

9) ……………………………………………

10) ……………………………………………

Meditation

……………………………………………

……………………………………………

……………………………………………

……………………………………………

……………………………………………

……………………………………………

……………………………………………

Special Prayer Requests

……………………………………………

……………………………………………

……………………………………………

……………………………………………

……………………………………………

……………………………………………

……………………………………………

Date: …./…./…..

MON TUE WED THU
FRI SAT SUN

Scriptures

…………………………………………

…………………………………………

…………………………………………

…………………………………………

…………………………………………

Prayer List

1) …………………………………………

2) …………………………………………

3) …………………………………………

4) …………………………………………

5) …………………………………………

6) …………………………………………

7) …………………………………………

8) …………………………………………

9) …………………………………………

10) …………………………………………

Meditation

…………………………………………

…………………………………………

…………………………………………

…………………………………………

…………………………………………

…………………………………………

…………………………………………

Special Prayer Requests

…………………………………………

…………………………………………

…………………………………………

…………………………………………

…………………………………………

…………………………………………

…………………………………………

Date: …./…./…..

MON TUE WED THU

FRI SAT SUN

Scriptures

………………………………………………

………………………………………………

………………………………………………

………………………………………………

………………………………………………

Prayer List

1) ………………………………………………

2) ………………………………………………

3) ………………………………………………

4) ………………………………………………

5) ………………………………………………

6) ………………………………………………

7) ………………………………………………

8) ………………………………………………

9) ………………………………………………

10) ………………………………………………

Meditation

………………………………………………

………………………………………………

………………………………………………

………………………………………………

………………………………………………

………………………………………………

………………………………………………

Special Prayer Requests

………………………………………………

………………………………………………

………………………………………………

………………………………………………

………………………………………………

………………………………………………

………………………………………………

Date: …./…./…..

MON TUE WED THU
FRI SAT SUN

Scriptures

………………………………………………

………………………………………………

………………………………………………

………………………………………………

………………………………………………

Prayer List

1) ………………………………………………

2) ………………………………………………

3) ………………………………………………

4) ………………………………………………

5) ………………………………………………

6) ………………………………………………

7) ………………………………………………

8) ………………………………………………

9) ………………………………………………

10) ………………………………………………

Meditation

……………………………………………………

……………………………………………………

……………………………………………………

……………………………………………………

……………………………………………………

……………………………………………………

……………………………………………………

Special Prayer Requests

……………………………………………………

……………………………………………………

……………………………………………………

……………………………………………………

……………………………………………………

……………………………………………………

……………………………………………………

Date: …./…./…..

MON TUE WED THU

FRI SAT SUN

Scriptures

………………………………………………

………………………………………………

………………………………………………

………………………………………………

………………………………………………

Meditation

………………………………………………..

………………………………………………..

………………………………………………..

………………………………………………..

………………………………………………..

………………………………………………..

………………………………………………..

Prayer List

1) ………………………………………………

2) ………………………………………………

3) ………………………………………………

4) ………………………………………………

5) ………………………………………………

6) ………………………………………………

7) ………………………………………………

8) ………………………………………………

9) ………………………………………………

10) ………………………………………………

Special Prayer Requests

………………………………………………..

………………………………………………..

………………………………………………..

………………………………………………..

………………………………………………..

………………………………………………..

………………………………………………..

Date: …./…./…..

MON TUE WED THU
FRI SAT SUN

Scriptures

…………………………………………………

…………………………………………………

…………………………………………………

…………………………………………………

…………………………………………………

Prayer List

1) …………………………………………………

2) …………………………………………………

3) …………………………………………………

4) …………………………………………………

5) …………………………………………………

6) …………………………………………………

7) …………………………………………………

8) …………………………………………………

9) …………………………………………………

10) …………………………………………………

Meditation

…………………………………………………

…………………………………………………

…………………………………………………

…………………………………………………

…………………………………………………

…………………………………………………

…………………………………………………

Special Prayer Requests

…………………………………………………

…………………………………………………

…………………………………………………

…………………………………………………

…………………………………………………

…………………………………………………

…………………………………………………

Date: …./…./…..

MON TUE WED THU

FRI SAT SUN

Scriptures

……………………………………………

……………………………………………

……………………………………………

……………………………………………

……………………………………………

Prayer List

1) ……………………………………………

2) ……………………………………………

3) ……………………………………………

4) ……………………………………………

5) ……………………………………………

6) ……………………………………………

7) ……………………………………………

8) ……………………………………………

9) ……………………………………………

10) ……………………………………………

Meditation

……………………………………………

……………………………………………

……………………………………………

……………………………………………

……………………………………………

……………………………………………

……………………………………………

Special Prayer Requests

……………………………………………

……………………………………………

……………………………………………

……………………………………………

……………………………………………

……………………………………………

……………………………………………

Date: …./…./…..

MON TUE WED THU

FRI SAT SUN

Scriptures

……………………………………………

……………………………………………

……………………………………………

……………………………………………

……………………………………………

Meditation

………………………………………………..

………………………………………………..

………………………………………………..

………………………………………………..

………………………………………………..

………………………………………………..

………………………………………………..

Prayer List

1) ……………………………………………

2) ……………………………………………

3) ……………………………………………

4) ……………………………………………

5) ……………………………………………

6) ……………………………………………

7) ……………………………………………

8) ……………………………………………

9) ……………………………………………

10) ……………………………………………

Special Prayer Requests

………………………………………………..

………………………………………………..

………………………………………………..

………………………………………………..

………………………………………………..

………………………………………………..

………………………………………………..

Date: …./…./…..

MON TUE WED THU
FRI SAT SUN

Scriptures

……………………………………………

……………………………………………

……………………………………………

……………………………………………

……………………………………………

Prayer List

1) ……………………………………………

2) ……………………………………………

3) ……………………………………………

4) ……………………………………………

5) ……………………………………………

6) ……………………………………………

7) ……………………………………………

8) ……………………………………………

9) ……………………………………………

10) ……………………………………………

Meditation

……………………………………………

……………………………………………

……………………………………………

……………………………………………

……………………………………………

……………………………………………

……………………………………………

Special Prayer Requests

……………………………………………

……………………………………………

……………………………………………

……………………………………………

……………………………………………

……………………………………………

……………………………………………

Date: …./…./…..

MON TUE WED THU

FRI SAT SUN

Scriptures

……………………………………………

……………………………………………

……………………………………………

……………………………………………

……………………………………………

Prayer List

1) ……………………………………………

2) ……………………………………………

3) ……………………………………………

4) ……………………………………………

5) ……………………………………………

6) ……………………………………………

7) ……………………………………………

8) ……………………………………………

9) ……………………………………………

10) ……………………………………………

Meditation

……………………………………………

……………………………………………

……………………………………………

……………………………………………

……………………………………………

……………………………………………

……………………………………………

Special Prayer Requests

……………………………………………

……………………………………………

……………………………………………

……………………………………………

……………………………………………

……………………………………………

……………………………………………

Date: …./…./…..

MON TUE WED THU
FRI SAT SUN

Scriptures

……………………………………………

……………………………………………

……………………………………………

……………………………………………

……………………………………………

Prayer List

1) ……………………………………………

2) ……………………………………………

3) ……………………………………………

4) ……………………………………………

5) ……………………………………………

6) ……………………………………………

7) ……………………………………………

8) ……………………………………………

9) ……………………………………………

10) ……………………………………………

Meditation

……………………………………………

……………………………………………

……………………………………………

……………………………………………

……………………………………………

……………………………………………

……………………………………………

Special Prayer Requests

……………………………………………

……………………………………………

……………………………………………

……………………………………………

……………………………………………

……………………………………………

……………………………………………

Date: …./…./…..

MON TUE WED THU

FRI SAT SUN

Scriptures

…………………………………………

…………………………………………

…………………………………………

…………………………………………

…………………………………………

Meditation

…………………………………………

…………………………………………

…………………………………………

…………………………………………

…………………………………………

…………………………………………

…………………………………………

Prayer List

1) …………………………………………

2) …………………………………………

3) …………………………………………

4) …………………………………………

5) …………………………………………

6) …………………………………………

7) …………………………………………

8) …………………………………………

9) …………………………………………

10) …………………………………………

Special Prayer Requests

…………………………………………

…………………………………………

…………………………………………

…………………………………………

…………………………………………

…………………………………………

…………………………………………

Date: …./…./…..

MON TUE WED THU
FRI SAT SUN

Scriptures

…………………………………………

…………………………………………

…………………………………………

…………………………………………

…………………………………………

Prayer List

1) …………………………………………
2) …………………………………………
3) …………………………………………
4) …………………………………………
5) …………………………………………
6) …………………………………………
7) …………………………………………
8) …………………………………………
9) …………………………………………
10) …………………………………………

Meditation

…………………………………………

…………………………………………

…………………………………………

…………………………………………

…………………………………………

…………………………………………

…………………………………………

Special Prayer Requests

…………………………………………

…………………………………………

…………………………………………

…………………………………………

…………………………………………

…………………………………………

…………………………………………

Date: …./…./…..

MON TUE WED THU
FRI SAT SUN

Scriptures

…………………………………………………

…………………………………………………

…………………………………………………

…………………………………………………

…………………………………………………

Prayer List

1) …………………………………………………

2) …………………………………………………

3) …………………………………………………

4) …………………………………………………

5) …………………………………………………

6) …………………………………………………

7) …………………………………………………

8) …………………………………………………

9) …………………………………………………

10) …………………………………………………

Meditation

…………………………………………………

…………………………………………………

…………………………………………………

…………………………………………………

…………………………………………………

…………………………………………………

…………………………………………………

Special Prayer Requests

…………………………………………………

…………………………………………………

…………………………………………………

…………………………………………………

…………………………………………………

…………………………………………………

…………………………………………………

Date: …./…./…..

MON TUE WED THU
FRI SAT SUN

Scriptures

………………………………………………

………………………………………………

………………………………………………

………………………………………………

………………………………………………

Meditation

…………………………………………………..

…………………………………………………..

…………………………………………………..

…………………………………………………..

…………………………………………………..

…………………………………………………..

…………………………………………………..

Prayer List

1) ………………………………………………

2) ………………………………………………

3) ………………………………………………

4) ………………………………………………

5) ………………………………………………

6) ………………………………………………

7) ………………………………………………

8) ………………………………………………

9) ………………………………………………

10) ………………………………………………

Special Prayer Requests

…………………………………………………..

…………………………………………………..

…………………………………………………..

…………………………………………………..

…………………………………………………..

…………………………………………………..

…………………………………………………..

Date: …./…./…..

MON TUE WED THU
FRI SAT SUN

Scriptures

……………………………………………
……………………………………………
……………………………………………
……………………………………………
……………………………………………

Meditation

…………………………………………………
…………………………………………………
…………………………………………………
…………………………………………………
…………………………………………………
…………………………………………………
…………………………………………………

Prayer List

1) ……………………………………………
2) ……………………………………………
3) ……………………………………………
4) ……………………………………………
5) ……………………………………………
6) ……………………………………………
7) ……………………………………………
8) ……………………………………………
9) ……………………………………………
10) ……………………………………………

Special Prayer Requests

…………………………………………………
…………………………………………………
…………………………………………………
…………………………………………………
…………………………………………………
…………………………………………………
…………………………………………………

Date: …./…./…..

MON TUE WED THU
FRI SAT SUN

Scriptures

…………………………………………

…………………………………………

…………………………………………

…………………………………………

…………………………………………

Prayer List

1) …………………………………………

2) …………………………………………

3) …………………………………………

4) …………………………………………

5) …………………………………………

6) …………………………………………

7) …………………………………………

8) …………………………………………

9) …………………………………………

10) …………………………………………

Meditation

…………………………………………

…………………………………………

…………………………………………

…………………………………………

…………………………………………

…………………………………………

…………………………………………

Special Prayer Requests

…………………………………………

…………………………………………

…………………………………………

…………………………………………

…………………………………………

…………………………………………

…………………………………………

Date: …./…./…..

MON TUE WED THU

FRI SAT SUN

Scriptures

………………………………………………

………………………………………………

………………………………………………

………………………………………………

………………………………………………

Prayer List

1) ………………………………………………

2) ………………………………………………

3) ………………………………………………

4) ………………………………………………

5) ………………………………………………

6) ………………………………………………

7) ………………………………………………

8) ………………………………………………

9) ………………………………………………

10) ………………………………………………

Meditation

………………………………………………

………………………………………………

………………………………………………

………………………………………………

………………………………………………

………………………………………………

………………………………………………

Special Prayer Requests

………………………………………………

………………………………………………

………………………………………………

………………………………………………

………………………………………………

………………………………………………

………………………………………………

Date: …./…./…..

MON TUE WED THU
FRI SAT SUN

Scriptures

……………………………………………

……………………………………………

……………………………………………

……………………………………………

……………………………………………

Prayer List

1) ……………………………………………

2) ……………………………………………

3) ……………………………………………

4) ……………………………………………

5) ……………………………………………

6) ……………………………………………

7) ……………………………………………

8) ……………………………………………

9) ……………………………………………

10) ……………………………………………

Meditation

………………………………………………..

………………………………………………..

………………………………………………..

………………………………………………..

………………………………………………..

………………………………………………..

………………………………………………..

Special Prayer Requests

………………………………………………..

………………………………………………..

………………………………………………..

………………………………………………..

………………………………………………..

………………………………………………..

………………………………………………..

Date: …./…./…..

MON TUE WED THU
FRI SAT SUN

Scriptures

……………………………………………

……………………………………………

……………………………………………

……………………………………………

……………………………………………

Prayer List

1) ……………………………………………

2) ……………………………………………

3) ……………………………………………

4) ……………………………………………

5) ……………………………………………

6) ……………………………………………

7) ……………………………………………

8) ……………………………………………

9) ……………………………………………

10) ……………………………………………

Meditation

………………………………………………

………………………………………………

………………………………………………

………………………………………………

………………………………………………

………………………………………………

………………………………………………

Special Prayer Requests

………………………………………………

………………………………………………

………………………………………………

………………………………………………

………………………………………………

………………………………………………

………………………………………………

Date: …./…./…..

MON TUE WED THU

FRI SAT SUN

Scriptures

………………………………………………

………………………………………………

………………………………………………

………………………………………………

………………………………………………

Prayer List

1) ………………………………………………

2) ………………………………………………

3) ………………………………………………

4) ………………………………………………

5) ………………………………………………

6) ………………………………………………

7) ………………………………………………

8) ………………………………………………

9) ………………………………………………

10) ………………………………………………

Meditation

………………………………………………

………………………………………………

………………………………………………

………………………………………………

………………………………………………

………………………………………………

………………………………………………

Special Prayer Requests

………………………………………………

………………………………………………

………………………………………………

………………………………………………

………………………………………………

………………………………………………

………………………………………………

Date: …./…./…..

MON TUE WED THU
FRI SAT SUN

Scriptures

……………………………………………

……………………………………………

……………………………………………

……………………………………………

……………………………………………

Prayer List

1) ……………………………………………

2) ……………………………………………

3) ……………………………………………

4) ……………………………………………

5) ……………………………………………

6) ……………………………………………

7) ……………………………………………

8) ……………………………………………

9) ……………………………………………

10) ……………………………………………

Meditation

……………………………………………..

……………………………………………..

……………………………………………..

……………………………………………..

……………………………………………..

……………………………………………..

……………………………………………..

Special Prayer Requests

……………………………………………..

……………………………………………..

……………………………………………..

……………………………………………..

……………………………………………..

……………………………………………..

……………………………………………..

Date: …./…./…..

MON TUE WED THU
FRI SAT SUN

Scriptures

……………………………………………

……………………………………………

……………………………………………

……………………………………………

……………………………………………

Prayer List

1) ……………………………………………

2) ……………………………………………

3) ……………………………………………

4) ……………………………………………

5) ……………………………………………

6) ……………………………………………

7) ……………………………………………

8) ……………………………………………

9) ……………………………………………

10) ……………………………………………

Meditation

……………………………………………

……………………………………………

……………………………………………

……………………………………………

……………………………………………

……………………………………………

……………………………………………

Special Prayer Requests

……………………………………………

……………………………………………

……………………………………………

……………………………………………

……………………………………………

……………………………………………

……………………………………………

Date: …./…./…..

MON TUE WED THU

FRI SAT SUN

Prayer List

1) ……………………………………………

2) ……………………………………………

3) ……………………………………………

4) ……………………………………………

5) ……………………………………………

6) ……………………………………………

7) ……………………………………………

8) ……………………………………………

9) ……………………………………………

10) ……………………………………………

Scriptures

……………………………………………

……………………………………………

……………………………………………

……………………………………………

……………………………………………

Meditation

……………………………………………

……………………………………………

……………………………………………

……………………………………………

……………………………………………

……………………………………………

……………………………………………

Special Prayer Requests

……………………………………………

……………………………………………

……………………………………………

……………………………………………

……………………………………………

……………………………………………

……………………………………………

Date: …./…./…..

MON TUE WED THU
FRI SAT SUN

Scriptures

………………………………………………

………………………………………………

………………………………………………

………………………………………………

………………………………………………

Prayer List

1) ………………………………………………

2) ………………………………………………

3) ………………………………………………

4) ………………………………………………

5) ………………………………………………

6) ………………………………………………

7) ………………………………………………

8) ………………………………………………

9) ………………………………………………

10) ………………………………………………

Meditation

………………………………………………

………………………………………………

………………………………………………

………………………………………………

………………………………………………

………………………………………………

………………………………………………

Special Prayer Requests

………………………………………………

………………………………………………

………………………………………………

………………………………………………

………………………………………………

………………………………………………

………………………………………………

Date: …./…./…..

MON TUE WED THU

FRI SAT SUN

Scriptures

……………………………………………

……………………………………………

……………………………………………

……………………………………………

……………………………………………

Prayer List

1) ……………………………………………

2) ……………………………………………

3) ……………………………………………

4) ……………………………………………

5) ……………………………………………

6) ……………………………………………

7) ……………………………………………

8) ……………………………………………

9) ……………………………………………

10) ……………………………………………

Meditation

……………………………………………

……………………………………………

……………………………………………

……………………………………………

……………………………………………

……………………………………………

……………………………………………

Special Prayer Requests

……………………………………………

……………………………………………

……………………………………………

……………………………………………

……………………………………………

……………………………………………

……………………………………………

Date: …./…./…..

MON TUE WED THU
FRI SAT SUN

Scriptures

……………………………………………

……………………………………………

……………………………………………

……………………………………………

……………………………………………

Prayer List

1) ……………………………………………

2) ……………………………………………

3) ……………………………………………

4) ……………………………………………

5) ……………………………………………

6) ……………………………………………

7) ……………………………………………

8) ……………………………………………

9) ……………………………………………

10) ……………………………………………

Meditation

……………………………………………..

……………………………………………..

……………………………………………..

……………………………………………..

……………………………………………..

……………………………………………..

……………………………………………..

Special Prayer Requests

……………………………………………..

……………………………………………..

……………………………………………..

……………………………………………..

……………………………………………..

……………………………………………..

……………………………………………..

Date: …./…./…..

MON TUE WED THU
FRI SAT SUN

Scriptures

…………………………………………

…………………………………………

…………………………………………

…………………………………………

…………………………………………

Prayer List

1) …………………………………………

2) …………………………………………

3) …………………………………………

4) …………………………………………

5) …………………………………………

6) …………………………………………

7) …………………………………………

8) …………………………………………

9) …………………………………………

10) …………………………………………

Meditation

…………………………………………

…………………………………………

…………………………………………

…………………………………………

…………………………………………

…………………………………………

…………………………………………

Special Prayer Requests

…………………………………………

…………………………………………

…………………………………………

…………………………………………

…………………………………………

…………………………………………

…………………………………………

Date: …./…./…..

MON TUE WED THU
FRI SAT SUN

Scriptures

……………………………………………

……………………………………………

……………………………………………

……………………………………………

……………………………………………

Prayer List

1) ……………………………………………

2) ……………………………………………

3) ……………………………………………

4) ……………………………………………

5) ……………………………………………

6) ……………………………………………

7) ……………………………………………

8) ……………………………………………

9) ……………………………………………

10) ……………………………………………

Meditation

……………………………………………

……………………………………………

……………………………………………

……………………………………………

……………………………………………

……………………………………………

……………………………………………

Special Prayer Requests

……………………………………………

……………………………………………

……………………………………………

……………………………………………

……………………………………………

……………………………………………

……………………………………………

Date: …./…./…..

MON TUE WED THU
FRI SAT SUN

Scriptures

…………………………………………………

…………………………………………………

…………………………………………………

…………………………………………………

…………………………………………………

Prayer List

1) ……………………………………………

2) ……………………………………………

3) ……………………………………………

4) ……………………………………………

5) ……………………………………………

6) ……………………………………………

7) ……………………………………………

8) ……………………………………………

9) ……………………………………………

10) ……………………………………………

Meditation

……………………………………………………

……………………………………………………

……………………………………………………

……………………………………………………

……………………………………………………

……………………………………………………

……………………………………………………

Special Prayer Requests

……………………………………………………

……………………………………………………

……………………………………………………

……………………………………………………

……………………………………………………

……………………………………………………

……………………………………………………

Date: …./…./…..

MON TUE WED THU
FRI SAT SUN

Scriptures

……………………………………………

……………………………………………

……………………………………………

……………………………………………

……………………………………………

Prayer List

1) ……………………………………………

2) ……………………………………………

3) ……………………………………………

4) ……………………………………………

5) ……………………………………………

6) ……………………………………………

7) ……………………………………………

8) ……………………………………………

9) ……………………………………………

10) ……………………………………………

Meditation

……………………………………………

……………………………………………

……………………………………………

……………………………………………

……………………………………………

……………………………………………

……………………………………………

Special Prayer Requests

……………………………………………

……………………………………………

……………………………………………

……………………………………………

……………………………………………

……………………………………………

……………………………………………

Date: …./…./…..

MON TUE WED THU
FRI SAT SUN

Prayer List

1) ……………………………………………

2) ……………………………………………

3) ……………………………………………

4) ……………………………………………

5) ……………………………………………

6) ……………………………………………

7) ……………………………………………

8) ……………………………………………

9) ……………………………………………

10) ……………………………………………

Scriptures

……………………………………………

……………………………………………

……………………………………………

……………………………………………

……………………………………………

Meditation

……………………………………………

……………………………………………

……………………………………………

……………………………………………

……………………………………………

……………………………………………

……………………………………………

Special Prayer Requests

……………………………………………

……………………………………………

……………………………………………

……………………………………………

……………………………………………

……………………………………………

……………………………………………

Date: …./…./…..

MON TUE WED THU
FRI SAT SUN

Prayer List

1) ……………………………………………

2) ……………………………………………

3) ……………………………………………

4) ……………………………………………

5) ……………………………………………

6) ……………………………………………

7) ……………………………………………

8) ……………………………………………

9) ……………………………………………

10) ……………………………………………

Scriptures

……………………………………………

……………………………………………

……………………………………………

……………………………………………

……………………………………………

Meditation

……………………………………………

……………………………………………

……………………………………………

……………………………………………

……………………………………………

……………………………………………

……………………………………………

Special Prayer Requests

……………………………………………

……………………………………………

……………………………………………

……………………………………………

……………………………………………

……………………………………………

……………………………………………

Date: …./…./…..

MON TUE WED THU

FRI SAT SUN

Scriptures

……………………………………………

……………………………………………

……………………………………………

……………………………………………

……………………………………………

Prayer List

1) ……………………………………………

2) ……………………………………………

3) ……………………………………………

4) ……………………………………………

5) ……………………………………………

6) ……………………………………………

7) ……………………………………………

8) ……………………………………………

9) ……………………………………………

10) ……………………………………………

Meditation

……………………………………………

……………………………………………

……………………………………………

……………………………………………

……………………………………………

……………………………………………

……………………………………………

Special Prayer Requests

……………………………………………

……………………………………………

……………………………………………

……………………………………………

……………………………………………

……………………………………………

……………………………………………

Date: …./…./…..

MON TUE WED THU
FRI SAT SUN

Prayer List

1) ………………………………………………
2) ………………………………………………
3) ………………………………………………
4) ………………………………………………
5) ………………………………………………
6) ………………………………………………
7) ………………………………………………
8) ………………………………………………
9) ………………………………………………
10) ………………………………………………

Scriptures

………………………………………………
………………………………………………
………………………………………………
………………………………………………
………………………………………………

Meditation

………………………………………………
………………………………………………
………………………………………………
………………………………………………
………………………………………………
………………………………………………
………………………………………………

Special Prayer Requests

………………………………………………
………………………………………………
………………………………………………
………………………………………………
………………………………………………
………………………………………………
………………………………………………

Date: …./…./…..

MON TUE WED THU

FRI SAT SUN

Scriptures

…………………………………………….

…………………………………………….

…………………………………………….

…………………………………………….

…………………………………………….

Prayer List

1) …………………………………………….

2) …………………………………………….

3) …………………………………………….

4) …………………………………………….

5) …………………………………………….

6) …………………………………………….

7) …………………………………………….

8) …………………………………………….

9) …………………………………………….

10) ……………………………………………

Meditation

……………………………………………………

……………………………………………………

……………………………………………………

……………………………………………………

……………………………………………………

……………………………………………………

……………………………………………………

Special Prayer Requests

……………………………………………………

……………………………………………………

……………………………………………………

……………………………………………………

……………………………………………………

……………………………………………………

……………………………………………………

Date: …./…./…..

MON TUE WED THU
FRI SAT SUN

Scriptures

……………………………………………

……………………………………………

……………………………………………

……………………………………………

……………………………………………

Prayer List

1) ……………………………………………

2) ……………………………………………

3) ……………………………………………

4) ……………………………………………

5) ……………………………………………

6) ……………………………………………

7) ……………………………………………

8) ……………………………………………

9) ……………………………………………

10) ……………………………………………

Meditation

……………………………………………

……………………………………………

……………………………………………

……………………………………………

……………………………………………

……………………………………………

……………………………………………

Special Prayer Requests

……………………………………………

……………………………………………

……………………………………………

……………………………………………

……………………………………………

……………………………………………

……………………………………………

Date: …./…./…..

MON TUE WED THU
FRI SAT SUN

Prayer List

1) ………………………………………

2) ………………………………………

3) ………………………………………

4) ………………………………………

5) ………………………………………

6) ………………………………………

7) ………………………………………

8) ………………………………………

9) ………………………………………

10) ………………………………………

Scriptures

………………………………………

………………………………………

………………………………………

………………………………………

………………………………………

Meditation

………………………………………

………………………………………

………………………………………

………………………………………

………………………………………

………………………………………

………………………………………

Special Prayer Requests

………………………………………

………………………………………

………………………………………

………………………………………

………………………………………

………………………………………

………………………………………

Date: …./…./…..

MON TUE WED THU
FRI SAT SUN

Scriptures

………………………………………………

………………………………………………

………………………………………………

………………………………………………

………………………………………………

Prayer List

1) ………………………………………………

2) ………………………………………………

3) ………………………………………………

4) ………………………………………………

5) ………………………………………………

6) ………………………………………………

7) ………………………………………………

8) ………………………………………………

9) ………………………………………………

10) ………………………………………………

Meditation

…………………………………………………..

…………………………………………………..

…………………………………………………..

…………………………………………………..

…………………………………………………..

…………………………………………………..

…………………………………………………..

Special Prayer Requests

…………………………………………………..

…………………………………………………..

…………………………………………………..

…………………………………………………..

…………………………………………………..

…………………………………………………..

…………………………………………………..

Date: …./…./…..

MON TUE WED THU

FRI SAT SUN

Scriptures

…………………………………………

…………………………………………

…………………………………………

…………………………………………

…………………………………………

Meditation

…………………………………………

…………………………………………

…………………………………………

…………………………………………

…………………………………………

…………………………………………

…………………………………………

Prayer List

1) …………………………………………

2) …………………………………………

3) …………………………………………

4) …………………………………………

5) …………………………………………

6) …………………………………………

7) …………………………………………

8) …………………………………………

9) …………………………………………

10) …………………………………………

Special Prayer Requests

…………………………………………

…………………………………………

…………………………………………

…………………………………………

…………………………………………

…………………………………………

…………………………………………

Date: …./…./…..

MON TUE WED THU
FRI SAT SUN

Scriptures

……………………………………………
……………………………………………
……………………………………………
……………………………………………
……………………………………………

Prayer List

1) ……………………………………………
2) ……………………………………………
3) ……………………………………………
4) ……………………………………………
5) ……………………………………………
6) ……………………………………………
7) ……………………………………………
8) ……………………………………………
9) ……………………………………………
10) ……………………………………………

Meditation

……………………………………………
……………………………………………
……………………………………………
……………………………………………
……………………………………………
……………………………………………
……………………………………………

Special Prayer Requests

……………………………………………
……………………………………………
……………………………………………
……………………………………………
……………………………………………
……………………………………………
……………………………………………

Date: …./…./…..

MON TUE WED THU
FRI SAT SUN

Prayer List

1) ………………………………………………

2) ………………………………………………

3) ………………………………………………

4) ………………………………………………

5) ………………………………………………

6) ………………………………………………

7) ………………………………………………

8) ………………………………………………

9) ………………………………………………

10) ………………………………………………

Scriptures

………………………………………………

………………………………………………

………………………………………………

………………………………………………

………………………………………………

Meditation

………………………………………………

………………………………………………

………………………………………………

………………………………………………

………………………………………………

………………………………………………

………………………………………………

Special Prayer Requests

………………………………………………

………………………………………………

………………………………………………

………………………………………………

………………………………………………

………………………………………………

………………………………………………

Date: …./…./…..

MON TUE WED THU

FRI SAT SUN

Scriptures

………………………………………………

………………………………………………

………………………………………………

………………………………………………

………………………………………………

Prayer List

1) ………………………………………………

2) ………………………………………………

3) ………………………………………………

4) ………………………………………………

5) ………………………………………………

6) ………………………………………………

7) ………………………………………………

8) ………………………………………………

9) ………………………………………………

10) ………………………………………………

Meditation

……………………………………………………

……………………………………………………

……………………………………………………

……………………………………………………

……………………………………………………

……………………………………………………

……………………………………………………

Special Prayer Requests

……………………………………………………

……………………………………………………

……………………………………………………

……………………………………………………

……………………………………………………

……………………………………………………

……………………………………………………

Date: …./…./…..

MON TUE WED THU

FRI SAT SUN

Scriptures

…………………………………………

…………………………………………

…………………………………………

…………………………………………

…………………………………………

Prayer List

1) …………………………………………

2) …………………………………………

3) …………………………………………

4) …………………………………………

5) …………………………………………

6) …………………………………………

7) …………………………………………

8) …………………………………………

9) …………………………………………

10) …………………………………………

Meditation

…………………………………………

…………………………………………

…………………………………………

…………………………………………

…………………………………………

…………………………………………

…………………………………………

Special Prayer Requests

…………………………………………

…………………………………………

…………………………………………

…………………………………………

…………………………………………

…………………………………………

…………………………………………

Date: …./…./…..

MON TUE WED THU
FRI SAT SUN

Scriptures

………………………………………………

………………………………………………

………………………………………………

………………………………………………

………………………………………………

Prayer List

1) ………………………………………………

2) ………………………………………………

3) ………………………………………………

4) ………………………………………………

5) ………………………………………………

6) ………………………………………………

7) ………………………………………………

8) ………………………………………………

9) ………………………………………………

10) ………………………………………………

Meditation

………………………………………………

………………………………………………

………………………………………………

………………………………………………

………………………………………………

………………………………………………

………………………………………………

Special Prayer Requests

………………………………………………

………………………………………………

………………………………………………

………………………………………………

………………………………………………

………………………………………………

………………………………………………

Date: …./…./…..

MON TUE WED THU
FRI SAT SUN

Scriptures

……………………………………………

……………………………………………

……………………………………………

……………………………………………

……………………………………………

Meditation

……………………………………………..

……………………………………………..

……………………………………………..

……………………………………………..

……………………………………………..

……………………………………………..

……………………………………………..

Prayer List

1) ……………………………………………

2) ……………………………………………

3) ……………………………………………

4) ……………………………………………

5) ……………………………………………

6) ……………………………………………

7) ……………………………………………

8) ……………………………………………

9) ……………………………………………

10) ……………………………………………

Special Prayer Requests

……………………………………………..

……………………………………………..

……………………………………………..

……………………………………………..

……………………………………………..

……………………………………………..

……………………………………………..

Date: …./…./…..

MON TUE WED THU FRI SAT SUN

Scriptures

……………………………………………

……………………………………………

……………………………………………

……………………………………………

……………………………………………

Prayer List

1) ……………………………………………

2) ……………………………………………

3) ……………………………………………

4) ……………………………………………

5) ……………………………………………

6) ……………………………………………

7) ……………………………………………

8) ……………………………………………

9) ……………………………………………

10) ……………………………………………

Meditation

……………………………………………

……………………………………………

……………………………………………

……………………………………………

……………………………………………

……………………………………………

……………………………………………

Special Prayer Requests

……………………………………………

……………………………………………

……………………………………………

……………………………………………

……………………………………………

……………………………………………

……………………………………………

Date: …./…./…..

MON TUE WED THU
FRI SAT SUN

Scriptures

………………………………………………

………………………………………………

………………………………………………

………………………………………………

………………………………………………

Meditation

…………………………………………………

…………………………………………………

…………………………………………………

…………………………………………………

…………………………………………………

…………………………………………………

…………………………………………………

Prayer List

1) ………………………………………………

2) ………………………………………………

3) ………………………………………………

4) ………………………………………………

5) ………………………………………………

6) ………………………………………………

7) ………………………………………………

8) ………………………………………………

9) ………………………………………………

10) ………………………………………………

Special Prayer Requests

…………………………………………………

…………………………………………………

…………………………………………………

…………………………………………………

…………………………………………………

…………………………………………………

…………………………………………………

Date: …./…./…..

MON TUE WED THU
FRI SAT SUN

Scriptures

………………………………………………

………………………………………………

………………………………………………

………………………………………………

………………………………………………

Prayer List

1) ………………………………………………

2) ………………………………………………

3) ………………………………………………

4) ………………………………………………

5) ………………………………………………

6) ………………………………………………

7) ………………………………………………

8) ………………………………………………

9) ………………………………………………

10) ………………………………………………

Meditation

………………………………………………

………………………………………………

………………………………………………

………………………………………………

………………………………………………

………………………………………………

………………………………………………

Special Prayer Requests

………………………………………………

………………………………………………

………………………………………………

………………………………………………

………………………………………………

………………………………………………

………………………………………………

Date: …./…./…..

MON TUE WED THU
FRI SAT SUN

Scriptures

…………………………………………

…………………………………………

…………………………………………

…………………………………………

…………………………………………

Prayer List

1) ……………………………………….

2) ……………………………………….

3) ……………………………………….

4) ……………………………………….

5) ……………………………………….

6) ……………………………………….

7) ……………………………………….

8) ……………………………………….

9) ……………………………………….

10) ……………………………………….

Meditation

……………………………………………..

……………………………………………..

……………………………………………..

……………………………………………..

……………………………………………..

……………………………………………..

……………………………………………..

Special Prayer Requests

……………………………………………..

……………………………………………..

……………………………………………..

……………………………………………..

……………………………………………..

……………………………………………..

……………………………………………..

Date: …./…./…..

MON TUE WED THU
FRI SAT SUN

Scriptures

……………………………………………

……………………………………………

……………………………………………

……………………………………………

……………………………………………

Prayer List

1) ……………………………………………

2) ……………………………………………

3) ……………………………………………

4) ……………………………………………

5) ……………………………………………

6) ……………………………………………

7) ……………………………………………

8) ……………………………………………

9) ……………………………………………

10) ……………………………………………

Meditation

……………………………………………..

……………………………………………..

……………………………………………..

……………………………………………..

……………………………………………..

……………………………………………..

……………………………………………..

Special Prayer Requests

……………………………………………..

……………………………………………..

……………………………………………..

……………………………………………..

……………………………………………..

……………………………………………..

……………………………………………..

Date: …./…./…..

MON TUE WED THU
FRI SAT SUN

Scriptures

……………………………………………

……………………………………………

……………………………………………

……………………………………………

……………………………………………

Prayer List

1) ……………………………………………

2) ……………………………………………

3) ……………………………………………

4) ……………………………………………

5) ……………………………………………

6) ……………………………………………

7) ……………………………………………

8) ……………………………………………

9) ……………………………………………

10) ……………………………………………

Meditation

……………………………………………

……………………………………………

……………………………………………

……………………………………………

……………………………………………

……………………………………………

……………………………………………

Special Prayer Requests

……………………………………………

……………………………………………

……………………………………………

……………………………………………

……………………………………………

……………………………………………

……………………………………………

Date: …./…./…..

MON TUE WED THU
FRI SAT SUN

Scriptures

………………………………………………

………………………………………………

………………………………………………

………………………………………………

………………………………………………

Prayer List

1) ………………………………………………

2) ………………………………………………

3) ………………………………………………

4) ………………………………………………

5) ………………………………………………

6) ………………………………………………

7) ………………………………………………

8) ………………………………………………

9) ………………………………………………

10) ………………………………………………

Meditation

………………………………………………

………………………………………………

………………………………………………

………………………………………………

………………………………………………

………………………………………………

………………………………………………

Special Prayer Requests

………………………………………………

………………………………………………

………………………………………………

………………………………………………

………………………………………………

………………………………………………

………………………………………………

Date: …./…./…..

MON TUE WED THU
FRI SAT SUN

Scriptures

………………………………………………

………………………………………………

………………………………………………

………………………………………………

………………………………………………

Prayer List

1) ………………………………………………

2) ………………………………………………

3) ………………………………………………

4) ………………………………………………

5) ………………………………………………

6) ………………………………………………

7) ………………………………………………

8) ………………………………………………

9) ………………………………………………

10) ………………………………………………

Meditation

………………………………………………….

………………………………………………….

………………………………………………….

………………………………………………….

………………………………………………….

………………………………………………….

………………………………………………….

Special Prayer Requests

………………………………………………….

………………………………………………….

………………………………………………….

………………………………………………….

………………………………………………….

………………………………………………….

………………………………………………….

Date: …./…./…..

MON TUE WED THU

FRI SAT SUN

Scriptures

……………………………………………

……………………………………………

……………………………………………

……………………………………………

……………………………………………

Meditation

………………………………………………..

………………………………………………..

………………………………………………..

………………………………………………..

………………………………………………..

………………………………………………..

………………………………………………..

Prayer List

1) ……………………………………………

2) ……………………………………………

3) ……………………………………………

4) ……………………………………………

5) ……………………………………………

6) ……………………………………………

7) ……………………………………………

8) ……………………………………………

9) ……………………………………………

10) ……………………………………………

Special Prayer Requests

………………………………………………..

………………………………………………..

………………………………………………..

………………………………………………..

………………………………………………..

………………………………………………..

………………………………………………..

Date: …./…./…..

MON TUE WED THU
FRI SAT SUN

Prayer List

1) ……………………………………………

2) ……………………………………………

3) ……………………………………………

4) ……………………………………………

5) ……………………………………………

6) ……………………………………………

7) ……………………………………………

8) ……………………………………………

9) ……………………………………………

10) ……………………………………………

Scriptures

……………………………………………

……………………………………………

……………………………………………

……………………………………………

……………………………………………

Meditation

……………………………………………

……………………………………………

……………………………………………

……………………………………………

……………………………………………

……………………………………………

……………………………………………

Special Prayer Requests

……………………………………………

……………………………………………

……………………………………………

……………………………………………

……………………………………………

……………………………………………

……………………………………………

Date: …./…./…..

MON TUE WED THU

FRI SAT SUN

Scriptures

……………………………………………

……………………………………………

……………………………………………

……………………………………………

……………………………………………

Prayer List

1) ……………………………………………

2) ……………………………………………

3) ……………………………………………

4) ……………………………………………

5) ……………………………………………

6) ……………………………………………

7) ……………………………………………

8) ……………………………………………

9) ……………………………………………

10) ……………………………………………

Meditation

……………………………………………

……………………………………………

……………………………………………

……………………………………………

……………………………………………

……………………………………………

……………………………………………

Special Prayer Requests

……………………………………………

……………………………………………

……………………………………………

……………………………………………

……………………………………………

……………………………………………

……………………………………………

Date: …./…./…..

MON TUE WED THU
FRI SAT SUN

Scriptures

……………………………………………

……………………………………………

……………………………………………

……………………………………………

……………………………………………

Prayer List

1) ……………………………………………

2) ……………………………………………

3) ……………………………………………

4) ……………………………………………

5) ……………………………………………

6) ……………………………………………

7) ……………………………………………

8) ……………………………………………

9) ……………………………………………

10) ……………………………………………

Meditation

……………………………………………

……………………………………………

……………………………………………

……………………………………………

……………………………………………

……………………………………………

……………………………………………

Special Prayer Requests

……………………………………………

……………………………………………

……………………………………………

……………………………………………

……………………………………………

……………………………………………

……………………………………………

Date: …./…./…..

MON TUE WED THU
FRI SAT SUN

Scriptures

……………………………………………

……………………………………………

……………………………………………

……………………………………………

……………………………………………

Prayer List

1) ……………………………………………

2) ……………………………………………

3) ……………………………………………

4) ……………………………………………

5) ……………………………………………

6) ……………………………………………

7) ……………………………………………

8) ……………………………………………

9) ……………………………………………

10) ……………………………………………

Meditation

……………………………………………

……………………………………………

……………………………………………

……………………………………………

……………………………………………

……………………………………………

……………………………………………

Special Prayer Requests

……………………………………………

……………………………………………

……………………………………………

……………………………………………

……………………………………………

……………………………………………

……………………………………………

Date: …./…./…..

MON TUE WED THU
FRI SAT SUN

Scriptures

……………………………………………

……………………………………………

……………………………………………

……………………………………………

……………………………………………

Prayer List

1) ……………………………………………

2) ……………………………………………

3) ……………………………………………

4) ……………………………………………

5) ……………………………………………

6) ……………………………………………

7) ……………………………………………

8) ……………………………………………

9) ……………………………………………

10) ……………………………………………

Meditation

……………………………………………

……………………………………………

……………………………………………

……………………………………………

……………………………………………

……………………………………………

……………………………………………

Special Prayer Requests

……………………………………………

……………………………………………

……………………………………………

……………………………………………

……………………………………………

……………………………………………

……………………………………………

Date: …./…./…..

MON TUE WED THU
FRI SAT SUN

Scriptures

……………………………………………

……………………………………………

……………………………………………

……………………………………………

……………………………………………

Prayer List

1) ……………………………………………

2) ……………………………………………

3) ……………………………………………

4) ……………………………………………

5) ……………………………………………

6) ……………………………………………

7) ……………………………………………

8) ……………………………………………

9) ……………………………………………

10) ……………………………………………

Meditation

……………………………………………

……………………………………………

……………………………………………

……………………………………………

……………………………………………

……………………………………………

……………………………………………

Special Prayer Requests

……………………………………………

……………………………………………

……………………………………………

……………………………………………

……………………………………………

……………………………………………

……………………………………………

Date: …./…./…..

MON TUE WED THU
FRI SAT SUN

Prayer List

1) ……………………………………………

2) ……………………………………………

3) ……………………………………………

4) ……………………………………………

5) ……………………………………………

6) ……………………………………………

7) ……………………………………………

8) ……………………………………………

9) ……………………………………………

10) ……………………………………………

Scriptures

……………………………………………

……………………………………………

……………………………………………

……………………………………………

……………………………………………

Meditation

……………………………………………

……………………………………………

……………………………………………

……………………………………………

……………………………………………

……………………………………………

……………………………………………

Special Prayer Requests

……………………………………………

……………………………………………

……………………………………………

……………………………………………

……………………………………………

……………………………………………

……………………………………………

Date: …./…./…..

MON TUE WED THU
FRI SAT SUN

Scriptures

…………………………………………

…………………………………………

…………………………………………

…………………………………………

…………………………………………

Prayer List

1) ………………………………………….

2) ………………………………………….

3) ………………………………………….

4) ………………………………………….

5) ………………………………………….

6) ………………………………………….

7) ………………………………………….

8) ………………………………………….

9) ………………………………………….

10) ………………………………………….

Meditation

……………………………………………..

……………………………………………..

……………………………………………..

……………………………………………..

……………………………………………..

……………………………………………..

……………………………………………..

Special Prayer Requests

……………………………………………..

……………………………………………..

……………………………………………..

……………………………………………..

……………………………………………..

……………………………………………..

……………………………………………..

Date: …./…./…..

MON TUE WED THU

FRI SAT SUN

Scriptures

……………………………………………

……………………………………………

……………………………………………

……………………………………………

……………………………………………

Meditation

…………………………………………………

…………………………………………………

…………………………………………………

…………………………………………………

…………………………………………………

…………………………………………………

…………………………………………………

Prayer List

1) ……………………………………………

2) ……………………………………………

3) ……………………………………………

4) ……………………………………………

5) ……………………………………………

6) ……………………………………………

7) ……………………………………………

8) ……………………………………………

9) ……………………………………………

10) ……………………………………………

Special Prayer Requests

…………………………………………………

…………………………………………………

…………………………………………………

…………………………………………………

…………………………………………………

…………………………………………………

…………………………………………………

Date: …./…./…..

MON TUE WED THU
FRI SAT SUN

Scriptures

……………………………………………

……………………………………………

……………………………………………

……………………………………………

……………………………………………

Prayer List

1) ……………………………………………

2) ……………………………………………

3) ……………………………………………

4) ……………………………………………

5) ……………………………………………

6) ……………………………………………

7) ……………………………………………

8) ……………………………………………

9) ……………………………………………

10) ……………………………………………

Meditation

……………………………………………

……………………………………………

……………………………………………

……………………………………………

……………………………………………

……………………………………………

……………………………………………

Special Prayer Requests

……………………………………………

……………………………………………

……………………………………………

……………………………………………

……………………………………………

……………………………………………

……………………………………………

Date: …./…./…..

MON TUE WED THU
FRI SAT SUN

Scriptures

…………………………………………

…………………………………………

…………………………………………

…………………………………………

…………………………………………

Prayer List

1) …………………………………………

2) …………………………………………

3) …………………………………………

4) …………………………………………

5) …………………………………………

6) …………………………………………

7) …………………………………………

8) …………………………………………

9) …………………………………………

10) …………………………………………

Meditation

…………………………………………

…………………………………………

…………………………………………

…………………………………………

…………………………………………

…………………………………………

…………………………………………

Special Prayer Requests

…………………………………………

…………………………………………

…………………………………………

…………………………………………

…………………………………………

…………………………………………

…………………………………………

Date: …./…./…..

MON TUE WED THU
FRI SAT SUN

Scriptures

……………………………………………

……………………………………………

……………………………………………

……………………………………………

……………………………………………

Prayer List

1) ……………………………………………

2) ……………………………………………

3) ……………………………………………

4) ……………………………………………

5) ……………………………………………

6) ……………………………………………

7) ……………………………………………

8) ……………………………………………

9) ……………………………………………

10) ……………………………………………

Meditation

……………………………………………..

……………………………………………..

……………………………………………..

……………………………………………..

……………………………………………..

……………………………………………..

……………………………………………..

Special Prayer Requests

……………………………………………..

……………………………………………..

……………………………………………..

……………………………………………..

……………………………………………..

……………………………………………..

……………………………………………..

Date: …./…./…..

MON TUE WED THU
FRI SAT SUN

Scriptures

……………………………………………

……………………………………………

……………………………………………

……………………………………………

……………………………………………

Prayer List

1) ……………………………………………

2) ……………………………………………

3) ……………………………………………

4) ……………………………………………

5) ……………………………………………

6) ……………………………………………

7) ……………………………………………

8) ……………………………………………

9) ……………………………………………

10) ……………………………………………

Meditation

……………………………………………

……………………………………………

……………………………………………

……………………………………………

……………………………………………

……………………………………………

……………………………………………

Special Prayer Requests

……………………………………………

……………………………………………

……………………………………………

……………………………………………

……………………………………………

……………………………………………

……………………………………………

Date: …./…./…..

MON TUE WED THU

FRI SAT SUN

Scriptures

…………………………………………

…………………………………………

…………………………………………

…………………………………………

…………………………………………

Meditation

…………………………………………..

…………………………………………..

…………………………………………..

…………………………………………..

…………………………………………..

…………………………………………..

…………………………………………..

Prayer List

1) …………………………………………

2) …………………………………………

3) …………………………………………

4) …………………………………………

5) …………………………………………

6) …………………………………………

7) …………………………………………

8) …………………………………………

9) …………………………………………

10) …………………………………………

Special Prayer Requests

…………………………………………..

…………………………………………..

…………………………………………..

…………………………………………..

…………………………………………..

…………………………………………..

…………………………………………..

Date: …./…./…..

MON TUE WED THU

FRI SAT SUN

Scriptures

………………………………………………

………………………………………………

………………………………………………

………………………………………………

………………………………………………

Prayer List

1) ………………………………………………

2) ………………………………………………

3) ………………………………………………

4) ………………………………………………

5) ………………………………………………

6) ………………………………………………

7) ………………………………………………

8) ………………………………………………

9) ………………………………………………

10) ………………………………………………

Meditation

………………………………………………….

………………………………………………….

………………………………………………….

………………………………………………….

………………………………………………….

………………………………………………….

………………………………………………….

Special Prayer Requests

………………………………………………….

………………………………………………….

………………………………………………….

………………………………………………….

………………………………………………….

………………………………………………….

………………………………………………….

Date: …./…./…..

MON TUE WED THU
FRI SAT SUN

Scriptures

……………………………………………

……………………………………………

……………………………………………

……………………………………………

……………………………………………

Prayer List

1) ……………………………………………

2) ……………………………………………

3) ……………………………………………

4) ……………………………………………

5) ……………………………………………

6) ……………………………………………

7) ……………………………………………

8) ……………………………………………

9) ……………………………………………

10) ……………………………………………

Meditation

………………………………………………

………………………………………………

………………………………………………

………………………………………………

………………………………………………

………………………………………………

………………………………………………

Special Prayer Requests

………………………………………………

………………………………………………

………………………………………………

………………………………………………

………………………………………………

………………………………………………

………………………………………………

Date: …./…./…..

MON TUE WED THU
FRI SAT SUN

Scriptures

…………………………………………………

…………………………………………………

…………………………………………………

…………………………………………………

…………………………………………………

Prayer List

1) …………………………………………………

2) …………………………………………………

3) …………………………………………………

4) …………………………………………………

5) …………………………………………………

6) …………………………………………………

7) …………………………………………………

8) …………………………………………………

9) …………………………………………………

10) …………………………………………………

Meditation

…………………………………………………

…………………………………………………

…………………………………………………

…………………………………………………

…………………………………………………

…………………………………………………

…………………………………………………

Special Prayer Requests

…………………………………………………

…………………………………………………

…………………………………………………

…………………………………………………

…………………………………………………

…………………………………………………

…………………………………………………

Date: …./…./…..

MON TUE WED THU

FRI SAT SUN

Scriptures

……………………………………………

……………………………………………

……………………………………………

……………………………………………

……………………………………………

Prayer List

1) ……………………………………………

2) ……………………………………………

3) ……………………………………………

4) ……………………………………………

5) ……………………………………………

6) ……………………………………………

7) ……………………………………………

8) ……………………………………………

9) ……………………………………………

10) ……………………………………………

Meditation

……………………………………………

……………………………………………

……………………………………………

……………………………………………

……………………………………………

……………………………………………

……………………………………………

Special Prayer Requests

……………………………………………

……………………………………………

……………………………………………

……………………………………………

……………………………………………

……………………………………………

……………………………………………

Date: …./…./…..

MON TUE WED THU
FRI SAT SUN

Scriptures

………………………………………………

………………………………………………

………………………………………………

………………………………………………

………………………………………………

Prayer List

1) ………………………………………………
2) ………………………………………………
3) ………………………………………………
4) ………………………………………………
5) ………………………………………………
6) ………………………………………………
7) ………………………………………………
8) ………………………………………………
9) ………………………………………………
10) ………………………………………………

Meditation

………………………………………………

………………………………………………

………………………………………………

………………………………………………

………………………………………………

………………………………………………

………………………………………………

Special Prayer Requests

………………………………………………

………………………………………………

………………………………………………

………………………………………………

………………………………………………

………………………………………………

………………………………………………

Date: …./…./…..

MON TUE WED THU
FRI SAT SUN

Scriptures

……………………………………………

……………………………………………

……………………………………………

……………………………………………

……………………………………………

Prayer List

1) ……………………………………………

2) ……………………………………………

3) ……………………………………………

4) ……………………………………………

5) ……………………………………………

6) ……………………………………………

7) ……………………………………………

8) ……………………………………………

9) ……………………………………………

10) ……………………………………………

Meditation

……………………………………………

……………………………………………

……………………………………………

……………………………………………

……………………………………………

……………………………………………

……………………………………………

Special Prayer Requests

……………………………………………

……………………………………………

……………………………………………

……………………………………………

……………………………………………

……………………………………………

……………………………………………

Date: …./…./…..

MON TUE WED THU
FRI SAT SUN

Scriptures

……………………………………………

……………………………………………

……………………………………………

……………………………………………

……………………………………………

Meditation

……………………………………………

……………………………………………

……………………………………………

……………………………………………

……………………………………………

……………………………………………

……………………………………………

Prayer List

1) ……………………………………………

2) ……………………………………………

3) ……………………………………………

4) ……………………………………………

5) ……………………………………………

6) ……………………………………………

7) ……………………………………………

8) ……………………………………………

9) ……………………………………………

10) ……………………………………………

Special Prayer Requests

……………………………………………

……………………………………………

……………………………………………

……………………………………………

……………………………………………

……………………………………………

……………………………………………

Date: …./…./…..

MON TUE WED THU

FRI SAT SUN

Scriptures

…………………………………………………

…………………………………………………

…………………………………………………

…………………………………………………

…………………………………………………

Prayer List

1) …………………………………………………

2) …………………………………………………

3) …………………………………………………

4) …………………………………………………

5) …………………………………………………

6) …………………………………………………

7) …………………………………………………

8) …………………………………………………

9) …………………………………………………

10) …………………………………………………

Meditation

…………………………………………………

…………………………………………………

…………………………………………………

…………………………………………………

…………………………………………………

…………………………………………………

…………………………………………………

Special Prayer Requests

…………………………………………………

…………………………………………………

…………………………………………………

…………………………………………………

…………………………………………………

…………………………………………………

…………………………………………………

Date: …./…./…..

MON TUE WED THU
FRI SAT SUN

Scriptures

………………………………………………

………………………………………………

………………………………………………

………………………………………………

………………………………………………

Prayer List

1) ………………………………………………

2) ………………………………………………

3) ………………………………………………

4) ………………………………………………

5) ………………………………………………

6) ………………………………………………

7) ………………………………………………

8) ………………………………………………

9) ………………………………………………

10) ………………………………………………

Meditation

………………………………………………

………………………………………………

………………………………………………

………………………………………………

………………………………………………

………………………………………………

………………………………………………

Special Prayer Requests

………………………………………………

………………………………………………

………………………………………………

………………………………………………

………………………………………………

………………………………………………

………………………………………………

Date: …./…./…..

MON TUE WED THU
FRI SAT SUN

Scriptures

……………………………………………

……………………………………………

……………………………………………

……………………………………………

……………………………………………

Prayer List

1) ……………………………………………

2) ……………………………………………

3) ……………………………………………

4) ……………………………………………

5) ……………………………………………

6) ……………………………………………

7) ……………………………………………

8) ……………………………………………

9) ……………………………………………

10) ……………………………………………

Meditation

……………………………………………..

……………………………………………..

……………………………………………..

……………………………………………..

……………………………………………..

……………………………………………..

……………………………………………..

Special Prayer Requests

……………………………………………..

……………………………………………..

……………………………………………..

……………………………………………..

……………………………………………..

……………………………………………..

……………………………………………..

Date: …./…./…..

MON TUE WED THU
FRI SAT SUN

Scriptures

……………………………………………

……………………………………………

……………………………………………

……………………………………………

……………………………………………

Prayer List

1) ……………………………………………

2) ……………………………………………

3) ……………………………………………

4) ……………………………………………

5) ……………………………………………

6) ……………………………………………

7) ……………………………………………

8) ……………………………………………

9) ……………………………………………

10) ……………………………………………

Meditation

……………………………………………

……………………………………………

……………………………………………

……………………………………………

……………………………………………

……………………………………………

……………………………………………

Special Prayer Requests

……………………………………………

……………………………………………

……………………………………………

……………………………………………

……………………………………………

……………………………………………

……………………………………………

Date: …./…./…..

MON TUE WED THU
FRI SAT SUN

Scriptures

………………………………………………

………………………………………………

………………………………………………

………………………………………………

………………………………………………

Prayer List

1) ………………………………………………

2) ………………………………………………

3) ………………………………………………

4) ………………………………………………

5) ………………………………………………

6) ………………………………………………

7) ………………………………………………

8) ………………………………………………

9) ………………………………………………

10) ………………………………………………

Meditation

………………………………………………

………………………………………………

………………………………………………

………………………………………………

………………………………………………

………………………………………………

………………………………………………

Special Prayer Requests

………………………………………………

………………………………………………

………………………………………………

………………………………………………

………………………………………………

………………………………………………

………………………………………………

Date: …./…./…..

MON TUE WED THU

FRI SAT SUN

Prayer List

1) ……………………………………………

2) ……………………………………………

3) ……………………………………………

4) ……………………………………………

5) ……………………………………………

6) ……………………………………………

7) ……………………………………………

8) ……………………………………………

9) ……………………………………………

10) ……………………………………………

Scriptures

……………………………………………

……………………………………………

……………………………………………

……………………………………………

……………………………………………

Meditation

……………………………………………

……………………………………………

……………………………………………

……………………………………………

……………………………………………

……………………………………………

……………………………………………

Special Prayer Requests

……………………………………………

……………………………………………

……………………………………………

……………………………………………

……………………………………………

……………………………………………

……………………………………………

Date: ..../..../.....

MON TUE WED THU
FRI SAT SUN

Scriptures

....
....
....
....
....

Prayer List

1) ....
2) ....
3) ....
4) ....
5) ....
6) ....
7) ....
8) ....
9) ....
10) ....

Meditation

....
....
....
....
....
....
....

Special Prayer Requests

....
....
....
....
....
....
....

Date: …./…./…..

MON TUE WED THU

FRI SAT SUN

Scriptures

………………………………………………

………………………………………………

………………………………………………

………………………………………………

………………………………………………

Prayer List

1) ………………………………………………

2) ………………………………………………

3) ………………………………………………

4) ………………………………………………

5) ………………………………………………

6) ………………………………………………

7) ………………………………………………

8) ………………………………………………

9) ………………………………………………

10) ………………………………………………

Meditation

………………………………………………

………………………………………………

………………………………………………

………………………………………………

………………………………………………

………………………………………………

………………………………………………

Special Prayer Requests

………………………………………………

………………………………………………

………………………………………………

………………………………………………

………………………………………………

………………………………………………

………………………………………………

Date: …./…./…..

MON TUE WED THU

FRI SAT SUN

Scriptures

……………………………………………

……………………………………………

……………………………………………

……………………………………………

……………………………………………

Prayer List

1) ……………………………………………

2) ……………………………………………

3) ……………………………………………

4) ……………………………………………

5) ……………………………………………

6) ……………………………………………

7) ……………………………………………

8) ……………………………………………

9) ……………………………………………

10) ……………………………………………

Meditation

……………………………………………

……………………………………………

……………………………………………

……………………………………………

……………………………………………

……………………………………………

……………………………………………

Special Prayer Requests

……………………………………………

……………………………………………

……………………………………………

……………………………………………

……………………………………………

……………………………………………

……………………………………………

Date: …./…./…..

MON TUE WED THU FRI SAT SUN

Prayer List

1) ……………………………………………

2) ……………………………………………

3) ……………………………………………

4) ……………………………………………

5) ……………………………………………

6) ……………………………………………

7) ……………………………………………

8) ……………………………………………

9) ……………………………………………

10) ……………………………………………

Scriptures

……………………………………………

……………………………………………

……………………………………………

……………………………………………

……………………………………………

Meditation

……………………………………………

……………………………………………

……………………………………………

……………………………………………

……………………………………………

……………………………………………

……………………………………………

Special Prayer Requests

……………………………………………

……………………………………………

……………………………………………

……………………………………………

……………………………………………

……………………………………………

……………………………………………

Date: …./…./…..

MON TUE WED THU
FRI SAT SUN

Scriptures

……………………………………………

……………………………………………

……………………………………………

……………………………………………

……………………………………………

Prayer List

1) ……………………………………………

2) ……………………………………………

3) ……………………………………………

4) ……………………………………………

5) ……………………………………………

6) ……………………………………………

7) ……………………………………………

8) ……………………………………………

9) ……………………………………………

10) ……………………………………………

Meditation

……………………………………………

……………………………………………

……………………………………………

……………………………………………

……………………………………………

……………………………………………

……………………………………………

Special Prayer Requests

……………………………………………

……………………………………………

……………………………………………

……………………………………………

……………………………………………

……………………………………………

……………………………………………

Date: …./…./…..

MON TUE WED THU
FRI SAT SUN

Scriptures

…………………………………………

…………………………………………

…………………………………………

…………………………………………

…………………………………………

Meditation

…………………………………………

…………………………………………

…………………………………………

…………………………………………

…………………………………………

…………………………………………

…………………………………………

Prayer List

1) …………………………………………

2) …………………………………………

3) …………………………………………

4) …………………………………………

5) …………………………………………

6) …………………………………………

7) …………………………………………

8) …………………………………………

9) …………………………………………

10) …………………………………………

Special Prayer Requests

…………………………………………

…………………………………………

…………………………………………

…………………………………………

…………………………………………

…………………………………………

…………………………………………

Date: …./…./…..

MON TUE WED THU
FRI SAT SUN

Scriptures

………………………………………………

………………………………………………

………………………………………………

………………………………………………

………………………………………………

Prayer List

1) ………………………………………………

2) ………………………………………………

3) ………………………………………………

4) ………………………………………………

5) ………………………………………………

6) ………………………………………………

7) ………………………………………………

8) ………………………………………………

9) ………………………………………………

10) ………………………………………………

Meditation

………………………………………………

………………………………………………

………………………………………………

………………………………………………

………………………………………………

………………………………………………

………………………………………………

Special Prayer Requests

………………………………………………

………………………………………………

………………………………………………

………………………………………………

………………………………………………

………………………………………………

………………………………………………

Date: …./…./…..

MON TUE WED THU
FRI SAT SUN

Scriptures

………………………………………………

………………………………………………

………………………………………………

………………………………………………

………………………………………………

Prayer List

1) ………………………………………………

2) ………………………………………………

3) ………………………………………………

4) ………………………………………………

5) ………………………………………………

6) ………………………………………………

7) ………………………………………………

8) ………………………………………………

9) ………………………………………………

10) ………………………………………………

Meditation

…………………………………………………..

…………………………………………………..

…………………………………………………..

…………………………………………………..

…………………………………………………..

…………………………………………………..

…………………………………………………..

Special Prayer Requests

…………………………………………………..

…………………………………………………..

…………………………………………………..

…………………………………………………..

…………………………………………………..

…………………………………………………..

…………………………………………………..

Date: …./…./…..

MON TUE WED THU

FRI SAT SUN

Scriptures

……………………………………………

……………………………………………

……………………………………………

……………………………………………

……………………………………………

Prayer List

1) ……………………………………………

2) ……………………………………………

3) ……………………………………………

4) ……………………………………………

5) ……………………………………………

6) ……………………………………………

7) ……………………………………………

8) ……………………………………………

9) ……………………………………………

10) ……………………………………………

Meditation

……………………………………………

……………………………………………

……………………………………………

……………………………………………

……………………………………………

……………………………………………

……………………………………………

Special Prayer Requests

……………………………………………

……………………………………………

……………………………………………

……………………………………………

……………………………………………

……………………………………………

……………………………………………

Date: …./…./…..

MON TUE WED THU
FRI SAT SUN

Scriptures

…………………………………………………

…………………………………………………

…………………………………………………

…………………………………………………

…………………………………………………

Prayer List

1) …………………………………………………

2) …………………………………………………

3) …………………………………………………

4) …………………………………………………

5) …………………………………………………

6) …………………………………………………

7) …………………………………………………

8) …………………………………………………

9) …………………………………………………

10) …………………………………………………

Meditation

…………………………………………………

…………………………………………………

…………………………………………………

…………………………………………………

…………………………………………………

…………………………………………………

…………………………………………………

Special Prayer Requests

…………………………………………………

…………………………………………………

…………………………………………………

…………………………………………………

…………………………………………………

…………………………………………………

…………………………………………………

Date: …./…./…..

MON TUE WED THU

FRI SAT SUN

Scriptures

……………………………………………

……………………………………………

……………………………………………

……………………………………………

……………………………………………

Prayer List

1) ……………………………………………

2) ……………………………………………

3) ……………………………………………

4) ……………………………………………

5) ……………………………………………

6) ……………………………………………

7) ……………………………………………

8) ……………………………………………

9) ……………………………………………

10) ……………………………………………

Meditation

……………………………………………..

……………………………………………..

……………………………………………..

……………………………………………..

……………………………………………..

……………………………………………..

……………………………………………..

Special Prayer Requests

……………………………………………..

……………………………………………..

……………………………………………..

……………………………………………..

……………………………………………..

……………………………………………..

……………………………………………..

Date: …./…./…..

MON TUE WED THU
FRI SAT SUN

Prayer List

1) ………………………………………………

2) ………………………………………………

3) ………………………………………………

4) ………………………………………………

5) ………………………………………………

6) ………………………………………………

7) ………………………………………………

8) ………………………………………………

9) ………………………………………………

10) ………………………………………………

Scriptures

………………………………………………

………………………………………………

………………………………………………

………………………………………………

………………………………………………

Meditation

………………………………………………

………………………………………………

………………………………………………

………………………………………………

………………………………………………

………………………………………………

………………………………………………

Special Prayer Requests

………………………………………………

………………………………………………

………………………………………………

………………………………………………

………………………………………………

………………………………………………

………………………………………………

Date: …./…./…..

MON TUE WED THU
FRI SAT SUN

Scriptures

……………………………………………

……………………………………………

……………………………………………

……………………………………………

……………………………………………

Prayer List

1) ……………………………………………

2) ……………………………………………

3) ……………………………………………

4) ……………………………………………

5) ……………………………………………

6) ……………………………………………

7) ……………………………………………

8) ……………………………………………

9) ……………………………………………

10) ……………………………………………

Meditation

……………………………………………

……………………………………………

……………………………………………

……………………………………………

……………………………………………

……………………………………………

……………………………………………

Special Prayer Requests

……………………………………………

……………………………………………

……………………………………………

……………………………………………

……………………………………………

……………………………………………

……………………………………………

Date: …./…./…..

MON TUE WED THU
FRI SAT SUN

Scriptures

…………………………………………

…………………………………………

…………………………………………

…………………………………………

…………………………………………

Meditation

……………………………………………..

……………………………………………..

……………………………………………..

……………………………………………..

……………………………………………..

……………………………………………..

……………………………………………..

Prayer List

1) ………………………………………….

2) ………………………………………….

3) ………………………………………….

4) ………………………………………….

5) ………………………………………….

6) ………………………………………….

7) ………………………………………….

8) ………………………………………….

9) ………………………………………….

10) …………………………………………

Special Prayer Requests

……………………………………………..

……………………………………………..

……………………………………………..

……………………………………………..

……………………………………………..

……………………………………………..

……………………………………………..

Date: …./…./…..

MON TUE WED THU
FRI SAT SUN

Scriptures

…………………………………………

…………………………………………

…………………………………………

…………………………………………

…………………………………………

Prayer List

1) …………………………………………
2) …………………………………………
3) …………………………………………
4) …………………………………………
5) …………………………………………
6) …………………………………………
7) …………………………………………
8) …………………………………………
9) …………………………………………
10) …………………………………………

Meditation

…………………………………………

…………………………………………

…………………………………………

…………………………………………

…………………………………………

…………………………………………

…………………………………………

Special Prayer Requests

…………………………………………

…………………………………………

…………………………………………

…………………………………………

…………………………………………

…………………………………………

…………………………………………

Date: …./…./…..

MON TUE WED THU
FRI SAT SUN

Scriptures

……………………………………………

……………………………………………

……………………………………………

……………………………………………

……………………………………………

Prayer List

1) ……………………………………………

2) ……………………………………………

3) ……………………………………………

4) ……………………………………………

5) ……………………………………………

6) ……………………………………………

7) ……………………………………………

8) ……………………………………………

9) ……………………………………………

10) ……………………………………………

Meditation

……………………………………………

……………………………………………

……………………………………………

……………………………………………

……………………………………………

……………………………………………

……………………………………………

Special Prayer Requests

……………………………………………

……………………………………………

……………………………………………

……………………………………………

……………………………………………

……………………………………………

……………………………………………

Date: …./…./…..

MON TUE WED THU

FRI SAT SUN

Scriptures

……………………………………………

……………………………………………

……………………………………………

……………………………………………

……………………………………………

Prayer List

1) ……………………………………………

2) ……………………………………………

3) ……………………………………………

4) ……………………………………………

5) ……………………………………………

6) ……………………………………………

7) ……………………………………………

8) ……………………………………………

9) ……………………………………………

10) ……………………………………………

Meditation

……………………………………………

……………………………………………

……………………………………………

……………………………………………

……………………………………………

……………………………………………

……………………………………………

Special Prayer Requests

……………………………………………

……………………………………………

……………………………………………

……………………………………………

……………………………………………

……………………………………………

……………………………………………

Date: …./…./…..

MON TUE WED THU
FRI SAT SUN

Prayer List

1) ………………………………………………

2) ………………………………………………

3) ………………………………………………

4) ………………………………………………

5) ………………………………………………

6) ………………………………………………

7) ………………………………………………

8) ………………………………………………

9) ………………………………………………

10) ………………………………………………

Scriptures

………………………………………………

………………………………………………

………………………………………………

………………………………………………

………………………………………………

Meditation

…………………………………………………..

…………………………………………………..

…………………………………………………..

…………………………………………………..

…………………………………………………..

…………………………………………………..

…………………………………………………..

Special Prayer Requests

…………………………………………………..

…………………………………………………..

…………………………………………………..

…………………………………………………..

…………………………………………………..

…………………………………………………..

…………………………………………………..

Date: …./…./…..

MON TUE WED THU

FRI SAT SUN

Scriptures

………………………………………………

………………………………………………

………………………………………………

………………………………………………

………………………………………………

Prayer List

1) ………………………………………………

2) ………………………………………………

3) ………………………………………………

4) ………………………………………………

5) ………………………………………………

6) ………………………………………………

7) ………………………………………………

8) ………………………………………………

9) ………………………………………………

10) ………………………………………………

Meditation

………………………………………………

………………………………………………

………………………………………………

………………………………………………

………………………………………………

………………………………………………

………………………………………………

Special Prayer Requests

………………………………………………

………………………………………………

………………………………………………

………………………………………………

………………………………………………

………………………………………………

………………………………………………

Date: …./…./…..

MON TUE WED THU FRI SAT SUN

Scriptures

………………………………………………

………………………………………………

………………………………………………

………………………………………………

………………………………………………

Prayer List

1) ………………………………………………

2) ………………………………………………

3) ………………………………………………

4) ………………………………………………

5) ………………………………………………

6) ………………………………………………

7) ………………………………………………

8) ………………………………………………

9) ………………………………………………

10) ………………………………………………

Meditation

………………………………………………

………………………………………………

………………………………………………

………………………………………………

………………………………………………

………………………………………………

………………………………………………

Special Prayer Requests

………………………………………………

………………………………………………

………………………………………………

………………………………………………

………………………………………………

………………………………………………

………………………………………………

Date: …./…./…..

MON TUE WED THU
FRI SAT SUN

Scriptures

………………………………………………

………………………………………………

………………………………………………

………………………………………………

………………………………………………

Prayer List

1) ………………………………………………

2) ………………………………………………

3) ………………………………………………

4) ………………………………………………

5) ………………………………………………

6) ………………………………………………

7) ………………………………………………

8) ………………………………………………

9) ………………………………………………

10) ………………………………………………

Meditation

………………………………………………

………………………………………………

………………………………………………

………………………………………………

………………………………………………

………………………………………………

………………………………………………

Special Prayer Requests

………………………………………………

………………………………………………

………………………………………………

………………………………………………

………………………………………………

………………………………………………

………………………………………………

Date: …./…./…..

MON TUE WED THU
FRI SAT SUN

Scriptures

………………………………………………

………………………………………………

………………………………………………

………………………………………………

………………………………………………

Prayer List

1) ………………………………………………

2) ………………………………………………

3) ………………………………………………

4) ………………………………………………

5) ………………………………………………

6) ………………………………………………

7) ………………………………………………

8) ………………………………………………

9) ………………………………………………

10) ………………………………………………

Meditation

………………………………………………

………………………………………………

………………………………………………

………………………………………………

………………………………………………

………………………………………………

………………………………………………

Special Prayer Requests

………………………………………………

………………………………………………

………………………………………………

………………………………………………

………………………………………………

………………………………………………

………………………………………………

Date: …./…./…..

MON TUE WED THU

FRI SAT SUN

Scriptures

…………………………………………

…………………………………………

…………………………………………

…………………………………………

…………………………………………

Prayer List

1) …………………………………………

2) …………………………………………

3) …………………………………………

4) …………………………………………

5) …………………………………………

6) …………………………………………

7) …………………………………………

8) …………………………………………

9) …………………………………………

10) …………………………………………

Meditation

…………………………………………

…………………………………………

…………………………………………

…………………………………………

…………………………………………

…………………………………………

…………………………………………

Special Prayer Requests

…………………………………………

…………………………………………

…………………………………………

…………………………………………

…………………………………………

…………………………………………

…………………………………………

Date: …./…./…..

MON TUE WED THU

FRI SAT SUN

Scriptures

……………………………………………

……………………………………………

……………………………………………

……………………………………………

……………………………………………

Prayer List

1) ……………………………………………

2) ……………………………………………

3) ……………………………………………

4) ……………………………………………

5) ……………………………………………

6) ……………………………………………

7) ……………………………………………

8) ……………………………………………

9) ……………………………………………

10) ……………………………………………

Meditation

……………………………………………

……………………………………………

……………………………………………

……………………………………………

……………………………………………

……………………………………………

……………………………………………

Special Prayer Requests

……………………………………………

……………………………………………

……………………………………………

……………………………………………

……………………………………………

……………………………………………

……………………………………………

Date: …./…./…..

MON TUE WED THU
FRI SAT SUN

Scriptures

………………………………………………

………………………………………………

………………………………………………

………………………………………………

………………………………………………

Prayer List

1) ………………………………………………

2) ………………………………………………

3) ………………………………………………

4) ………………………………………………

5) ………………………………………………

6) ………………………………………………

7) ………………………………………………

8) ………………………………………………

9) ………………………………………………

10) ………………………………………………

Meditation

………………………………………………

………………………………………………

………………………………………………

………………………………………………

………………………………………………

………………………………………………

………………………………………………

Special Prayer Requests

………………………………………………

………………………………………………

………………………………………………

………………………………………………

………………………………………………

………………………………………………

………………………………………………

Date: …./…./…..

MON TUE WED THU FRI SAT SUN

Scriptures

………………………………………………

………………………………………………

………………………………………………

………………………………………………

………………………………………………

Prayer List

1) ………………………………………………

2) ………………………………………………

3) ………………………………………………

4) ………………………………………………

5) ………………………………………………

6) ………………………………………………

7) ………………………………………………

8) ………………………………………………

9) ………………………………………………

10) ………………………………………………

Meditation

………………………………………………

………………………………………………

………………………………………………

………………………………………………

………………………………………………

………………………………………………

………………………………………………

Special Prayer Requests

………………………………………………

………………………………………………

………………………………………………

………………………………………………

………………………………………………

………………………………………………

………………………………………………

Date: …./…./…..

MON TUE WED THU
FRI SAT SUN

Scriptures

…………………………………………………

…………………………………………………

…………………………………………………

…………………………………………………

…………………………………………………

Meditation

…………………………………………………

…………………………………………………

…………………………………………………

…………………………………………………

…………………………………………………

…………………………………………………

…………………………………………………

Prayer List

1) …………………………………………………

2) …………………………………………………

3) …………………………………………………

4) …………………………………………………

5) …………………………………………………

6) …………………………………………………

7) …………………………………………………

8) …………………………………………………

9) …………………………………………………

10) …………………………………………………

Special Prayer Requests

…………………………………………………

…………………………………………………

…………………………………………………

…………………………………………………

…………………………………………………

…………………………………………………

…………………………………………………

Date: …./…./…..

MON TUE WED THU
FRI SAT SUN

Scriptures

……………………………………………

……………………………………………

……………………………………………

……………………………………………

……………………………………………

Prayer List

1) ……………………………………………

2) ……………………………………………

3) ……………………………………………

4) ……………………………………………

5) ……………………………………………

6) ……………………………………………

7) ……………………………………………

8) ……………………………………………

9) ……………………………………………

10) ……………………………………………

Meditation

……………………………………………

……………………………………………

……………………………………………

……………………………………………

……………………………………………

……………………………………………

……………………………………………

Special Prayer Requests

……………………………………………

……………………………………………

……………………………………………

……………………………………………

……………………………………………

……………………………………………

……………………………………………

Date: …./…./…..

MON TUE WED THU
FRI SAT SUN

Scriptures

………………………………………………

………………………………………………

………………………………………………

………………………………………………

………………………………………………

Prayer List

1) ………………………………………………

2) ………………………………………………

3) ………………………………………………

4) ………………………………………………

5) ………………………………………………

6) ………………………………………………

7) ………………………………………………

8) ………………………………………………

9) ………………………………………………

10) ………………………………………………

Meditation

…………………………………………………..

…………………………………………………..

…………………………………………………..

…………………………………………………..

…………………………………………………..

…………………………………………………..

…………………………………………………..

Special Prayer Requests

…………………………………………………..

…………………………………………………..

…………………………………………………..

…………………………………………………..

…………………………………………………..

…………………………………………………..

…………………………………………………..

Date: …./…./…..

MON TUE WED THU

FRI SAT SUN

Scriptures

……………………………………………

……………………………………………

……………………………………………

……………………………………………

……………………………………………

Meditation

……………………………………………

……………………………………………

……………………………………………

……………………………………………

……………………………………………

……………………………………………

……………………………………………

Prayer List

1) ……………………………………………

2) ……………………………………………

3) ……………………………………………

4) ……………………………………………

5) ……………………………………………

6) ……………………………………………

7) ……………………………………………

8) ……………………………………………

9) ……………………………………………

10) ……………………………………………

Special Prayer Requests

……………………………………………

……………………………………………

……………………………………………

……………………………………………

……………………………………………

……………………………………………

……………………………………………

Date: …./…./…..

MON TUE WED THU
FRI SAT SUN

Scriptures

…………………………………………………

…………………………………………………

…………………………………………………

…………………………………………………

…………………………………………………

Prayer List

1) …………………………………………………

2) …………………………………………………

3) …………………………………………………

4) …………………………………………………

5) …………………………………………………

6) …………………………………………………

7) …………………………………………………

8) …………………………………………………

9) …………………………………………………

10) …………………………………………………

Meditation

……………………………………………………..

……………………………………………………..

……………………………………………………..

……………………………………………………..

……………………………………………………..

……………………………………………………..

……………………………………………………..

Special Prayer Requests

……………………………………………………..

……………………………………………………..

……………………………………………………..

……………………………………………………..

……………………………………………………..

……………………………………………………..

……………………………………………………..

Date: …./…./…..

MON TUE WED THU
FRI SAT SUN

Scriptures

……………………………………………

……………………………………………

……………………………………………

……………………………………………

……………………………………………

Prayer List

1) ……………………………………………

2) ……………………………………………

3) ……………………………………………

4) ……………………………………………

5) ……………………………………………

6) ……………………………………………

7) ……………………………………………

8) ……………………………………………

9) ……………………………………………

10) ……………………………………………

Meditation

……………………………………………

……………………………………………

……………………………………………

……………………………………………

……………………………………………

……………………………………………

……………………………………………

Special Prayer Requests

……………………………………………

……………………………………………

……………………………………………

……………………………………………

……………………………………………

……………………………………………

……………………………………………

Date: …./…./…..

MON TUE WED THU
FRI SAT SUN

Scriptures

………………………………………………

………………………………………………

………………………………………………

………………………………………………

………………………………………………

Prayer List

1) ………………………………………………

2) ………………………………………………

3) ………………………………………………

4) ………………………………………………

5) ………………………………………………

6) ………………………………………………

7) ………………………………………………

8) ………………………………………………

9) ………………………………………………

10) ………………………………………………

Meditation

………………………………………………

………………………………………………

………………………………………………

………………………………………………

………………………………………………

………………………………………………

………………………………………………

Special Prayer Requests

………………………………………………

………………………………………………

………………………………………………

………………………………………………

………………………………………………

………………………………………………

………………………………………………

Date: …./…./…..

MON TUE WED THU

FRI SAT SUN

Scriptures

……………………………………………

……………………………………………

……………………………………………

……………………………………………

……………………………………………

Prayer List

1) ……………………………………………

2) ……………………………………………

3) ……………………………………………

4) ……………………………………………

5) ……………………………………………

6) ……………………………………………

7) ……………………………………………

8) ……………………………………………

9) ……………………………………………

10) ……………………………………………

Meditation

……………………………………………

……………………………………………

……………………………………………

……………………………………………

……………………………………………

……………………………………………

……………………………………………

Special Prayer Requests

……………………………………………

……………………………………………

……………………………………………

……………………………………………

……………………………………………

……………………………………………

……………………………………………

Date: …./…./…..

MON TUE WED THU
FRI SAT SUN

Scriptures

…………………………………………………

…………………………………………………

…………………………………………………

…………………………………………………

…………………………………………………

Prayer List

1) ………………………………………………

2) ………………………………………………

3) ………………………………………………

4) ………………………………………………

5) ………………………………………………

6) ………………………………………………

7) ………………………………………………

8) ………………………………………………

9) ………………………………………………

10) ………………………………………………

Meditation

……………………………………………………

……………………………………………………

……………………………………………………

……………………………………………………

……………………………………………………

……………………………………………………

……………………………………………………

Special Prayer Requests

……………………………………………………

……………………………………………………

……………………………………………………

……………………………………………………

……………………………………………………

……………………………………………………

……………………………………………………

Date: …./…./…..

MON TUE WED THU
FRI SAT SUN

Scriptures

……………………………………………

……………………………………………

……………………………………………

……………………………………………

……………………………………………

Prayer List

1) ……………………………………………

2) ……………………………………………

3) ……………………………………………

4) ……………………………………………

5) ……………………………………………

6) ……………………………………………

7) ……………………………………………

8) ……………………………………………

9) ……………………………………………

10) ……………………………………………

Meditation

………………………………………………..

………………………………………………..

………………………………………………..

………………………………………………..

………………………………………………..

………………………………………………..

………………………………………………..

Special Prayer Requests

………………………………………………..

………………………………………………..

………………………………………………..

………………………………………………..

………………………………………………..

………………………………………………..

………………………………………………..

Date: …./…./…..

MON TUE WED THU
FRI SAT SUN

Scriptures

…………………………………………

…………………………………………

…………………………………………

…………………………………………

…………………………………………

Prayer List

1) …………………………………………

2) …………………………………………

3) …………………………………………

4) …………………………………………

5) …………………………………………

6) …………………………………………

7) …………………………………………

8) …………………………………………

9) …………………………………………

10) …………………………………………

Meditation

…………………………………………

…………………………………………

…………………………………………

…………………………………………

…………………………………………

…………………………………………

…………………………………………

Special Prayer Requests

…………………………………………

…………………………………………

…………………………………………

…………………………………………

…………………………………………

…………………………………………

…………………………………………

Date: …./…./…..

MON TUE WED THU

FRI SAT SUN

Scriptures

………………………………………………

………………………………………………

………………………………………………

………………………………………………

………………………………………………

Prayer List

1) ………………………………………………

2) ………………………………………………

3) ………………………………………………

4) ………………………………………………

5) ………………………………………………

6) ………………………………………………

7) ………………………………………………

8) ………………………………………………

9) ………………………………………………

10) ………………………………………………

Meditation

………………………………………………

………………………………………………

………………………………………………

………………………………………………

………………………………………………

………………………………………………

………………………………………………

Special Prayer Requests

………………………………………………

………………………………………………

………………………………………………

………………………………………………

………………………………………………

………………………………………………

………………………………………………

Date: …./…./…..

MON TUE WED THU
FRI SAT SUN

Scriptures

……………………………………………

……………………………………………

……………………………………………

……………………………………………

……………………………………………

Prayer List

1) ……………………………………………

2) ……………………………………………

3) ……………………………………………

4) ……………………………………………

5) ……………………………………………

6) ……………………………………………

7) ……………………………………………

8) ……………………………………………

9) ……………………………………………

10) ……………………………………………

Meditation

……………………………………………

……………………………………………

……………………………………………

……………………………………………

……………………………………………

……………………………………………

……………………………………………

Special Prayer Requests

……………………………………………

……………………………………………

……………………………………………

……………………………………………

……………………………………………

……………………………………………

……………………………………………

Date: …./…./…..

MON TUE WED THU
FRI SAT SUN

Scriptures

………………………………………………

………………………………………………

………………………………………………

………………………………………………

………………………………………………

Prayer List

1) ………………………………………………

2) ………………………………………………

3) ………………………………………………

4) ………………………………………………

5) ………………………………………………

6) ………………………………………………

7) ………………………………………………

8) ………………………………………………

9) ………………………………………………

10) ………………………………………………

Meditation

………………………………………………

………………………………………………

………………………………………………

………………………………………………

………………………………………………

………………………………………………

………………………………………………

Special Prayer Requests

………………………………………………

………………………………………………

………………………………………………

………………………………………………

………………………………………………

………………………………………………

………………………………………………

Date: …./…./…..

MON TUE WED THU
FRI SAT SUN

Scriptures

……………………………………………

……………………………………………

……………………………………………

……………………………………………

……………………………………………

Prayer List

1) …………………………………………

2) …………………………………………

3) …………………………………………

4) …………………………………………

5) …………………………………………

6) …………………………………………

7) …………………………………………

8) …………………………………………

9) …………………………………………

10) …………………………………………

Meditation

……………………………………………

……………………………………………

……………………………………………

……………………………………………

……………………………………………

……………………………………………

……………………………………………

Special Prayer Requests

……………………………………………

……………………………………………

……………………………………………

……………………………………………

……………………………………………

……………………………………………

……………………………………………

Date: …./…./…..

MON TUE WED THU
FRI SAT SUN

Scriptures

…………………………………………

…………………………………………

…………………………………………

…………………………………………

…………………………………………

Prayer List

1) …………………………………………

2) …………………………………………

3) …………………………………………

4) …………………………………………

5) …………………………………………

6) …………………………………………

7) …………………………………………

8) …………………………………………

9) …………………………………………

10) …………………………………………

Meditation

…………………………………………….

…………………………………………….

…………………………………………….

…………………………………………….

…………………………………………….

…………………………………………….

…………………………………………….

Special Prayer Requests

…………………………………………….

…………………………………………….

…………………………………………….

…………………………………………….

…………………………………………….

…………………………………………….

…………………………………………….

Made in the USA
Las Vegas, NV
04 November 2026

57437107R00221